甘肃省名老中医文库

夏永潮医话医案集

XIA YONGCHAO YIHUA YIAN JI

U0298334

【李妍怡 胡敏棣 编著】

甘肃科学技术出版社

图书在版编目(CIP)数据

夏永潮医话医案集 / 李妍怡,胡敏棣编著.-- 兰州：
甘肃科学技术出版社，2012.10（2021.8重印）
（甘肃省名老中医文库）
ISBN 978-7-5424-1699-5

Ⅰ.①夏… Ⅱ.①李… ②胡… Ⅲ.①医话－汇编－
中国－现代② 医案－汇编－中国－现代 Ⅳ.①R249.7

中国版本图书馆CIP数据核字(2012)第243597号

夏永潮医话医案集

李妍怡　胡敏棣　编著

责任编辑　陈学祥
封面设计　陈妮娜　姜红利

出　版　甘肃科学技术出版社
社　址　兰州市读者大道568号　730030
网　址　www.gskejipress.com
电　话　0931-8125103(编辑部)　0931-8773237(发行部)
京东官方旗舰店　https://mall.jd.com/index-655807.html

发　行　甘肃科学技术出版社　印　刷　三河市华东印刷有限公司
开　本　850毫米×1168毫米 1/32　印　张　7.5　插　页　1　字　数　188千
版　次　2012年10月第1版
印　次　2021年8月第2次印刷
印　数　3001~3750
书　号　ISBN 978-7-5424-1699-5　定　价　48.00元

夏永潮主任医师简介

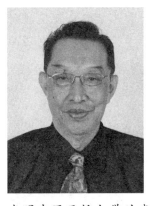

　　夏永潮，男，1934年5月10日生于辽宁省盖县归州乡仰山村，1954年考入北京医学院医疗系本科，1959年毕业，同年分配在北医附属三院神经科工作，1969年10月到甘肃省中医院工作任甘肃省中医院心内科主任，主任医师，甘肃省名中医，兼任全国中医药学会专业委员会中风组副组长，全国中医学会老年学会脑病学组中风组副组长。光明中医函授大学甘肃分校顾问，甘肃中西医结合学会副理事长，直到1994年5月退休。

　　从1959年起开展中西医结合工作，1969年起从事中西医结合、中医内科工作。从北京到甘肃已30余年，师承前贤，深受甘肃名医窦伯清、席梁承先生学术思想影响，在古方"佛手散"（当归、川芎）的基础上，重用甘肃特产药材岷当归，辩证拟方治疗心脑血管及其他疑难疾病，取得显著效疗效，自制方剂30余个，治疗涉及10余个病种，公开发表论文及总结150余篇。辩证遵古法，自成体系，故于1987年5月宣称"中医佛手智力体系"初步建成。曾多次参加国际、全国性、省内学术会议，交流学术经验，受到同道们的广泛关注。

　　曾获卫生部1986年度重大科技成果乙级奖（分享），甘肃省卫生厅 1978 年先进科研成果奖，1983～1984 年度厅级优秀论著二等奖，1983～1985 年度皇甫谧中医药优秀论著三等奖，1987～1988 年卫生厅医药科技技术进步二等奖等。获国务院津贴。

夏永潮主任以岷当归为主研制了系列方剂，如"中风膏"、"补脑膏"等，其中《中风膏治疗中风病的临床及实验研究》通过省级鉴定，于 1996 年获得卫生厅科技进步一等奖，甘肃省科技进步二等奖，《补脑膏治疗脑损伤及弱智儿童临床及实验研究》通过省级鉴定，获 1996 年度卫生厅进步三等奖，自制药品"补脑膏"获得国家专利，在国内外有一定的影响。

虽然已退休在家，但仍在为中国的医疗事业勤奋工作，"补脑膏"正在美国申请美国专利，由于"补脑膏"在治疗脑血管病、脑外伤、运动神经元疾病、脑瘫患儿及神经系统疑难疾病方面取得显著疗效，吸引了国内外众多患者，目前有四十多个国家的患者在服用"补脑膏"，"补脑膏"供不应求，已扩大生产，使我们甘肃的岷当归飞到了国外，飞到了千千万万患者的手里。

序

  李妍怡教授送来《夏永潮医案医话集》原稿，求我作序。夏永潮教授是我的好友，在甘肃中医界我们堪称知己。他的医案医话即将出版，我非常高兴，为其作序我更感荣幸。首先我想到的是，李妍怡教授作为夏永潮的学生在夏老退休后，十多年来对夏老的事，事事关心，一丝不苟。把夏老留下的科室办得红红火火，成为陇上乃至全国著名的中医脑病专科。记得在十多年前，夏老退休时，李妍怡教授还是个名不见经传的主治医师，夏老挥手一去将这个科室留给了几个年轻人。医院领导慧眼识人，李妍怡临难受命，她毅然决然挑起了领导科室的重担。她自己除刻苦钻研脑病学术外，同时以宽以待人，严于律己的工作作风领导科室，很快在同事中得到了认可，树立了威信。在她的领导下，科室增添了设备，扩大了病床，已是拥有近100张床位的国家级重点脑病专科。李妍怡教授因此而获得了该院"首席专家"、"卫生部突出贡献专家"、"全国三八红旗手"等殊荣，并担任了"中国中西医结合学会神经专业委员会委员"、"甘肃省中西医结合学会副会长"等职务。李妍怡虽已年逾花甲，她仍刻苦奋进，成就斐然，已是我省乃至全国知名的中西医结合脑病专家，最让人钦佩的是她在自己成名的同时，还念念不忘要把老师的医案医话整理成册，出版问世。这在当今的学术界是可圈可点，难能可贵的。

  通读了《夏永潮医案医话集》，这是一部根据李妍怡与夏老

共事时的医学笔记整理出来的医案医话，虽然字里行间流露出李妍怡的心得和体会，但是它充分反映了夏老的临床经验。夏永潮教授长我两岁，1960 年毕业于北京医科大学医疗系，后来系统学习了中医，我们可算是在中西医结合战线上志同道合，同一个战壕的战友。他的思维方法，也是以西医诊断为基础的。他常说：尤其是脑病内科，如果没有西医诊断，单凭中医辨证，那就没有办法进行中医临床实践。在上世纪八九十年代，我和夏老在一起经常探讨这一问题，夏老的一些观点对我的"十六字方针"思维的形成是有过帮助的。展示这些医案医话，它处处体现着"西医诊断、中医辨证、中药为主、西药为辅"十六字方针的基本思维，这使我感到非常欣慰。

　　《夏永潮医案医话集》就要出版问世了，我相信这是一部中西医结合临床实践的好书，它对我国中西医结合事业的发展，和对中西医结合的脑病治疗必然会带来裨益。

中华中医药学会终身理事
甘肃中西医结合学会名誉会长
中国中医科学院博士生导师
甘肃省医学科学研究院首席专家

于甘肃省医学科学研究院
2011 年 11 月 22 日

潜心研医四十载 古方权变出奇葩

夏永潮，辽宁省盖县人，生于 1934 年 5 月，中共党员，中西医结合内科主任医师。历任甘肃省中医院内科主任、心脑科主任，兼任全国中医学会脑病专业委员会中风组组长，全国中医学会老年学会脑病学组中风组副组长，光明中医函授大学甘肃分校顾问，甘肃省中西医结合学会副理事长、常务理事，新加坡自然疗法学院脑病科顾问兼客座教授。夏老出身中医家庭，聪慧好学，在长辈的影响下学习了大量的中医药知识。1954 年以优异的成绩考入北京医学院医疗系，1959 年毕业分配在北医附属三院神经内科工作。积累了丰富的临床经验，1969 年 10 月响应党的号召，为支援西北人民的医疗卫生事业，来到甘肃省中医院工作，从此走上了中医、中西医结合的道路，他立志献身于中医、中西医结合事业，献身于陇原大地。辛勤耕耘，默默奉献。

一、博学笃志 医术精湛

夏老认为治学者必须穷理医机，要在临证中得心应手，必须博览中医学之诸多著作，才能见病知源，对症下药，一贯主张吸取各家所长，摒弃偏执之短，倡导在学术上避免门户之见和卑尊之分，对历代各家学术之争，从不厚此薄彼，对各家之术总是潜心研讨，求验于临床，验证于科研，而融为己见。先后反复自学、研究了《内经》、《难经》、《伤寒论》、《血证论》、《医林改错》等经典著作，并师承前贤，深受甘肃名医窦伯清、席梁丞

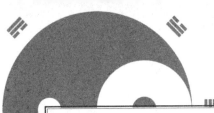

先生等前辈影响，医技更臻成熟，集中西医知识于一身，逐渐形成自己的风格。

在疾病的诊断方面，强调中西医相结合，采用西医辨病，中医辨证，夏老认为不辨病则诊断不清，疾病的治疗，预后心中无数；不辨证分型则无法处方用药，体现不了中医辨证论治的精髓。只有辨病与辨证相结合，才能使中医传统医学的宏观辨证治疗与微观变化紧密结合，做到心中明了，发挥中医诊断和治疗的优势，使祖国的传统医学得以发扬光大。

在某些疾病的辨别上，他提出了许多精辟的论述，如在中风的诊断分型上，他提出中经络与中脏腑之别在神志之清与浊、闭证与脱证之分在证候之高亢与低衰、阳闭与阴闭之辨在痰与热，简单明了，极易掌握。

夏老临证擅长于内科心脑血管疾病，尤长于对中风、脑损害、脑外伤、冠心病等疑难杂证的诊断与治疗，效果显著，深受广大患者的信赖，受到国内外患者的好评。

二、佛手体系　杏林奇葩

夏老在长期的临床实践中，摸索观察到心脑血管疾病及一些疑难杂病，都兼有不同程度的瘀症，近年来大量的研究也表明，心脑血管疾病在血液流变学方面多表现为高粘、高凝状态，故临床用药多为活血化瘀之品。甘肃岷县所产当归(岷当归)以品质优良而饮誉国内外,具有养血活血之性，自古广为医家应用，有"十方九归"之誉，"佛手"一词，来源于佛手散(《太平圣惠方》)(当归、川芎)，又名芎归散。《医宗金鉴》谓，用此方治产前后诸疾，其效如"佛手"之神妙。《血证论》谓此方可治疗经络内脏诸瘀。夏老积20余年重用岷当归(其最大用量达60~120g)治疗心脑及其他疑难疾病经验，在古方"佛手散"基础上，自制方剂30余个，治疗扩及近20余个病种，获得良效，公开发表总结及论文 140 多篇。他辨证遵古法，治疗寻新径，遵古而不泥于古，自成体系。奠定了坚实的理论基础，越数年，这一体系更臻成熟，并受到国内外专家的广泛关注。

他主持的"中风膏治疗脑血管病临床观察及实验研究"对中风病各期（急性期、恢复期、后遗症期）均有很好的疗效。于1994 年 12 月 30 日通过国家中医药管理局组织的鉴定，认为突出中医特色，疗效显著，达到了国际先进水平，获 1994 年~1995 年度卫生厅科技进步一等奖，1995 年 ~1996 年度省科技进步二等奖。他主持研制的《补脑膏治疗脑损害及弱智儿童临床和实验研究》于 1994 年 12 月 6 日通过省级鉴定，认为"该药配方合理，服用方便，对一些目前尚乏特效疗法的中枢神经系统疾病，能取得如此卓越疗效，实属难能可贵。该研究师古而不泥古，参中而不背西，具有较高的科学性、先进性和实用性，属于国内外首创，社会效益和经济效益均高，已达到国际先进水平，前景广阔，值得大力推广"。"该项科研获 1994 年 ~1995 年度卫生厅科技进步三等奖。由他献方的佛手增乳膏对调理产妇泌乳功能和提高乳量有效率达 88%以上，在北京通过鉴定，被专家们评为"国内先进，国际创新"。此项研究由联合国儿童基金会支持经费，由中国儿童发展中心王如文教授主持科研，甘肃省中医院等单位参加。本研究曾获《全国首届优生优育优教展览会》优秀奖。

这三个研究课题是他从"佛手体系"中采撷的硕果，是杏林园中怒放的一朵朵奇葩，在国内外引起巨大的反响，中国中医药报、健康报、中国卫生信息报、甘肃日报、兰州日报、兰州晚报等各家报纸竞相报导，称他为"使岷归飞起来的人"，国际医药界对这位扎根在中国黄土高原上的学者也肃然起敬，美国波士顿记者，新加坡联合早报对他进行了专题采访。他多次参加国内、国际学术会议，1996 年 5 月 26 日在美国洛杉矶召开的"首届国

潜心研医四十载 古方权变出奇范

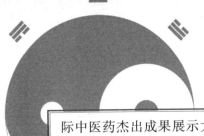

际中医药杰出成果展示大会"上，他的2篇论文大会宣读被授予
"杰出成就奖"，"国际名医"和"国际杰出论著"奖。美国最大
一家华文报纸《世界日报》以"研发中风膏补脑膏有成，六月中
受邀发表演讲，夏永潮佛手佛心声名渐远播"为标题，发表了报
导。

三、医德高尚　桃李芬芳

夏老不仅医术高明，造诣精深，最令人钦佩的是他的人品与
医德，当他的研究屡有建树时，北京的调令来了，他舍不得离开
陇原大地；当沿海有的制药厂家及外国商人出资百万要买他的药
方时，他婉言谢绝，说这是甘肃人民的财富，钱再多也不能卖；
当深圳一家医院以月资数千元聘他时，他依然毫不动心；当救治
的病人为他送上钱物时，他总是拒不接受，他说，他行医一辈
子，没有接受过病人的一次红包，临床行医不论贫富贵贱，一视
同仁，一心扑在事业上。夏老在近40年的临床生涯中，始终不
忘对青年一代的培养，甘当人梯路石，对从习者耐心教诲，严格
要求，重视他们的业务成长，他设计的"大剂量岷当归毒副作用
的临床研究"、"补脑膏治疗血管性痴呆"、"佛手养心汤治疗病
毒性心肌炎"、"佛手定痛汤治疗顽固性头痛"等科研项目，就
是交由他的学生进行的。使他们早成长，早出成绩，数年来带教
培养出的青年医生，大多已成为甘肃中医的骨干。鉴于夏永潮主
任在学术上取得的巨大成绩和为发展我国医疗卫生事业做出的突
出贡献，1992年10月中华人民共和国国务院授予他政府特殊津
贴，并被收录于《中国当代中医名人志》中。夏老一生，硕果累
累，可谓辉煌。如今已年过花甲，仍壮心不已，他还在探索、追
求，不断完善他的"佛手体系"，他要借助"佛手体系"使"岷
归"真正的飞起来。

目　录

医话部分

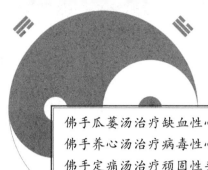

医案部分

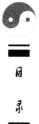

目录

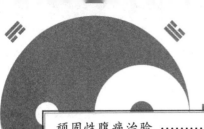

夏永潮医案医话集

医话部分

论"德全不危"

上古之人，人均觅度百岁之法，然得其真谛者，鲜矣！

古民祈苗父作十字之诵，秦皇遣徐市作东海之游，汉和帝责药之不效，晋民崇信丹石，自谓已获天机。然苗父之诵可立见其妄；秦皇暴亡，可知仙术之伪；和帝违郭玉之四难，故病难愈，抱朴子炼丹有术，多致废笃。

今日科学昌盛，人多从营养药物求延寿之道，计蛋白质之多寡，度糖脂肪之盈亏，食必膏粱，饮必厚味，年未逾四十，则已大腹便便，思维迟缓，行动维艰，自顾不暇，又何益于社会，求减肥之法不可得，而胸痹、中风诸证立至矣。

或寻医求治，不为去痰，而为增寿，见方药价微，仅有清导之品而无大补之味，则嗔然怫而去。逢医之庸者，迎合病家，身窜上下，无参不成方，无茸不为补，立异矜奇，从中渔利，病家欣然，庸工获誉，议论是非，喧哗人群，訾毁他医，炫耀自身，此之为害，甚矣哉！

《内经》"德全不危"之道，倡"恬淡虚无，真气从之，精神内守，病安从来"。"虚邪贼风，避之有时"。"饮食有节，起居有常，不妄作劳，故能形与神俱"。夫精神者，涵"精"与"神"之义，精为神之基，神为精之现，精有先天后天之异，后天之精，依先天之化，先天之精，靠后天以养，先后相根，精足神充，则五脏和调。五脏阴阳之气和，则精气足，精即形也，形实则神俱，正气存内，邪不可干矣！

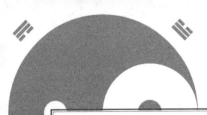

不尔，怒则伤肝血气乱；喜则伤心心气缓；思则伤脾气留结；悲则伤肺心系急；恐则伤肾精气却；七情太过，悖其正气，锁其精髓，殃其平粹，六淫之邪，乘虚而入，则脏腑不宁矣。

人欲求天寿而以"无欲""无为"为安定，以悠闲怠惰为颐养，吾实非之，户枢不蠹，流水不腐，用则进，废则退也。盖碌碌无为，饱食终日，精神萎缩，脏腑衰减，杂证丛生，常未及年而夭逝者，屡见不鲜也。

仰古之大医，多谙养生之要，常度高寿而去。华佗九十余被害亡故。陶弘景享年八十有四。王太仆享年七十有五。孙思邈享年一百有一。钱仲阳享年八十有二。刘完素享年九十。张子和享年七十有二。李东垣享年七十有一。朱丹溪享年七十有七。李时珍享年七十有五。张志聪享年七十有八。柯韵伯享年七十有三。徐灵胎享年七十有八。叶天士享年七十有九。吴鞠通享年八十有四。

大医临床，不问寒暑，不为饥饿，不惧秽污，不避咎难，以救危扶伤为己任，以博极医机为理想，而均享高寿，是故道德高尚，心怀济生，其意志高尚，艰苦卓绝，有对人恻隐之心，无虑已戚戚之患，"嗜欲不能劳其目，淫邪不能惑其心"。精神皎皎，志意昭昭，坦坦然君子，浩浩然丈夫，虽年高迈，而动作不衰也。

凡阴阳之要，贵乎平衡，阴平阳秘，精神乃治，阴阳离决，精气乃绝。盖养生家，知六淫害人，则坚固内守，适四季之寒温，达天地之正气；明食饮致病，则守常有节，审胃肠之虚实，察谷肴之淡腻。夜求御寒，食求果腹。无失天信，无逆气宜，阴阳协和，静则神藏矣。

然六淫疫烈之邪，其变摧拉，不在此列耳。

天地悠悠，江河滔滔，师承相授，花叶递荣。然奇杰庸工，各舒其志，鱼目明珠，均露峥嵘。怒余愚陋，评古今事，稽天下术，养生万端，真理唯一，而得其玄机奥旨者，实岐黄也。

注释

1."德全不危"：《内经·素问·上古天真论篇第一》中的一句话，意为能遵守养生法的人，可以长寿，而不受到衰老的危害。

2.苗父：刘向《说苑》云，苗父向北诵十字咒，病立愈。

3.郭玉之四难：郭玉为汉和帝时名医，颇得人民信任，后为汉和帝的医臣，但给汉和帝治病，疗效不满意，和帝问其故，郭玉回答说："夫贵者处尊高以临臣，臣怀怖慑以承之。其为疗也，有四难焉：自用意而不任臣，一难也；将身不谨，二难也；骨节不强，不能使药，三难也；好逸恶劳，四难也。"

4.抱朴子：晋葛洪，字稚川，子号抱朴子，晋之名医，擅长炼丹术。

5."无失天信，无逆天宜"：《内经》语，意即勿违天地阴阳变化之规律。

6.摧拉：《内经》语，形容病邪猛烈，可以"摧枯拉朽"。

《伤寒论》中有关死证论述之阴阳辨

经曰："阴阳者，天地之道也，万物之纲纪，变化之父母，生杀之本始，神明之府也"。"阴平阳秘，精神乃治，阴阳离决，精气乃绝"。仲景深明岐黄之奥旨，虽不引其一语，而发明其精义，积前医之大成，遂成《伤寒论》。《伤寒论》辨证施治，以六经为基础，正如恽铁樵所云："伤寒论第一重要之处为六经，而第一难解之处亦为六经……此处不解，全书皆模糊影响"。我三读伤寒，而诸多不解，今蒙名师指导，以阴阳之法，分析《伤寒论》之理之法之方之药，领悟良多。《伤寒论》之理虽奥，实平易也，《伤寒论》之意虽幽隐，实亦昭然也。一言以蔽之，阴阳之理明，六经之理明矣，六经之理明，则知病之表里寒热虚实也。虽不言方药，而大法寓于其中矣。

《伤寒论》凡二十二篇合三百九十七法，计一百一十二方，以阴阳为纲，剖其真谛，莫不豁然开朗，今我以此为旨，分析其所论"死证"二十五法，以为研讨，愿老师同道，有以教我，幸耳！

（136）结胸证，其脉浮大者，不可下，下之则死。

阴阳辨：结有结胸、藏结之别，结胸属腑，实、热，阳也；藏结属藏，虚、寒，阴也。结胸唯其阳，故其寸脉浮，关脉沉；藏结唯其阴，故其寸脉浮，关脉小细沉紧。结胸为可下之证，今脉浮大，一为邪尚在表，一为正气已虚，下之重虚其里，结而又结，安有不死者乎？！

（137）结胸证悉具，烦躁者亦死。

阴阳辨：此条接（136）法，结胸证悉具，必兼脉浮大，今又见躁烦，为正气已虚，气机不利，阴阳不济之候，故主死。

（172）病胁下素有痞，连在齐旁，痛引少府入阴筋者，此名藏结，死。

阴阳辨：胁下阴筋、齐旁，少腹为肝、脾、肾三阴之部，新旧合邪，结于三藏，三阴之藏俱结，阴阳离散，死必矣！

（210）阳明病，心下硬满者，不可攻之，攻之利遂不至者死，利止者愈。

阴阳辨：阳明病，心下硬满不痛，属中气运化无能之虚结，不可攻下，如已误下，利自止，正尚不甚虚，犹见自复之功；如利不止，为正极虚阳脱不羁之候，主死。

（215）夫实则谵语，虚则郑声。郑声者，重语也。直视谵语，喘满者死，下利者亦死。

阴阳辨：实则谵语，阳也，虚则郑声，阴也。郑声而直视为五脏精竭不上荣也。更加喘满为阳气上脱，复又下利为阴气下泄，阳走于上，阴泄于下，阴阳不根死必矣！

（216）发汗多，若重发汗者，亡其阳，谵语，脉短者死，脉自和者不死。

阴阳辨：发汗多并重发其汗，气液阴阳两伤，热邪乘燥而传阳明，故生谵语，所谓谵语，实为郑声，虚故也。其脉短，因心阳大伤，营卫不行，脏腑不通，故云死；若脉不短而和。则阴阳未离，故云不死。

（217）伤寒，若吐若下后，不解，不大便五六日，上至十余日，日晡所法潮热，不恶寒，独语如见鬼状。若剧者，发则不识人，循衣摸床，惕而不安，微喘直视，脉弦者生，涩者死，微者，但发热谵语者，大承气汤主之。若一服利，则止后服。

阴阳辨：伤寒，若吐若下后，不解，不大便五六日，上至十

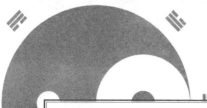

余日，日晡所法潮热，不恶寒，独语如见鬼状，为已无表证，热入阳明，胃实已成，宜下之，今病情危重，阳盛阴枯，则发不识人，循衣摸床，惕而不安，微喘直视诸证，其脉弦者为阳，阳病见阳脉，犹有生机，其脉涩者为阴，为虚，阴津将绝，生机绝矣！

（234）阳明中风，脉弦浮大，而短气，腹都满，胁下及心痛，久按之气不通，鼻干，不得汗，嗜卧，一身及目悉黄，小便难，有潮热，时时哕，耳前后肿。刺之小差，外不解。病过十日，脉续浮者，与小柴胡汤，脉但浮，无余证者，与麻黄汤，若不尿，腹满加哕者，不治。

阴阳辨：名为阳明中风，实为三阳合病。脉弦浮大，为三阳脉也；短气，腹都满，胁下及心痛，久按之气不通，鼻干，不得汗，嗜卧，一身及目悉黄，小便难，有潮热，时时哕，耳前后肿诸证，为三阳证也。虽三阳俱病，但以阳明为主。由小便难而至不尿，由腹都满而至腹满加哕此际病已深重，不尿为三焦气化绝，腹满加哕为胃气绝，故危殆不治也。

（295）少阴病，恶寒，身蜷而利，手足逆冷者，不治。

阴阳辨：少阴病，恶寒，为阳虚也；身蜷而利，手足逆冷者，为纯阴无阳也，故云不治。

（296）少阴病，吐利，躁烦四逆者，死。

阴阳辨：少阴病，吐利为阳虚也，由吐利而至躁烦四逆，其阳已绝，安得不死？！

（297）少阴病，下利止而头眩，时时自冒者，死。

阴阳辨：少阴病，下利止，无他证者应为阳复之微，今下利止而反头眩冒，为阴竭于下，阳越于上也，阴阳离决，精气绝矣！

（298）少阴病，四逆，恶寒而身蜷，脉不至，不烦而躁者，死。

阴阳辨：烦者，阳也；躁者，阴也，今少阴病，四逆，恶寒而身踡，为阴寒盛也；脉不至，不烦而躁者，为阳气绝也，故死。

程应旄氏主张此证早用复脉汤以通阳，此理甚当。

（299）少阴病六七日，息高者，死。

阴阳辨：程应旄曰："夫肺主气，而肾为生气之源，盖呼吸之门也，关系人之死生者最巨"。今少阴病六七日，息高者为肾气绝于下，肺气脱于上也。主死。

（300）少阴病，脉微细沉，但欲卧，汗出不烦，自欲吐。至五六日，自利，复烦躁不得卧寐者！死。

阴阳辨：少阴病，脉微细沉，但欲卧，为少阴本证，真阳衰也。本应无汗，今汗出不烦，乃阳气外越也，无阳则阴寒上逆，故自欲吐，应急以温药治之。如失治至五六日，由自欲吐而为自利，由不烦而至烦躁，由但欲卧而至不得卧寐者，为阴将下竭，真阳上脱之证，救莫及矣！

（315）少阴病，下利，脉微者，与白通汤。利不止，厥逆无脉，干呕烦者，白通加猪胆汁汤主之。服汤，脉暴出者死，微续者生。

阴阳辨：少阴病下利脉微，乃真阳衰微也，故以白通汤以扶阳止利。今利不止，厥逆，无脉，干呕烦者，为阴竭于下，阳脱于上也。服白通加猪胆汁汤后，若脉暴出者，为无根之阳暴迸之侯，主死；脉微续者，为真阳渐复之徵，主生。

（333）伤寒脉迟，六七日，而反与黄芩汤彻其热，脉迟为寒，今与黄芩汤复除其热，腹中应冷，当不能食，此名除中，必死。

阴阳辨：伤寒脉迟，六七日，厥而下利，为寒厥下利，应以温药以扶其阳，今反以黄芩汤苦寒之品以彻其热，原本阳衰，今复伤之，应腹中冷不能食，今反能食，为除中之变，胃中无根之

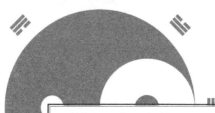

阳暴出寻食以自救，乃胃气决绝之候也。

（343）伤寒六七日，脉微，手足绝冷，烦躁，灸厥阴，厥不还者，死。

阴阳辨：伤寒六七日，乃阳复之时，反脉微，手足绝冷，烦躁，为阴盛阳欲脱也。灸厥阴以急回真阳，厥还为阳回则生，厥不还为阳绝则死。

（344）伤寒发热，下利厥逆，躁不得卧者，死。

阴阳辨：伤寒下利厥逆，为内真寒也。发热，为假热也，阴盛于内，格阳于外，加以躁不得卧，为阳气欲脱也，主死。

（345）伤寒发热，下利至甚，厥不止者，死。

阴阳辨：厥阴病，下利至甚，厥不止者为无阳也，阳何处去?! 但见伤寒发热一语，知阳已外脱，阴阳离绝，生命绝矣！

（346）伤寒六七日不利，便发热而利，其人汗出不止者，死。有阴无阳故也。

阴阳辨：伤寒六七日，邪传厥阴，厥而不利，乃阳气未败也，犹可冀向愈之机，今发热而利，且利汗均不止者，为阴盛于内，阳亡于外，此为有阴无阳也，主死。

（347）伤寒五六日，不结胸，脉濡，脉虚复厥者，不可下，此亡血，下之，死。

阴阳辨：伤寒五六日，因腹软，故知为非结胸证，厥而脉虚，知非热厥乃亡血伤津之候，虽大便躁，乃虚躁也，不可下，下之则犯虚虚之戒，虚脱而死矣！

（361）下利，手足厥冷，无脉者灸之。不温，若脉不还，反微喘者，死。少阴负趺阳者为顺也。

阴阳辨：厥阴病下利，手足厥冷无脉者，为有阴无阳也，急灸厥阴以通阳，若手足转温脉复者，为阳复之兆；今手足不温，脉不还，更增微喘者，为阳不复而上脱也，主死！

（367）下利后脉绝，手足厥冷，晬时脉还，手足温者生，脉不还者死。

阴阳辨：下利后脉绝，手足厥冷为阴津大伤，阳气骤脱之候，如晬时还手足温，为阳复之兆，犹见向愈之机，脉不还，手足不温者，为阳气脱绝，无生机矣！

（368）伤寒下利，日十余行，脉反实者，死。

阴阳辨：伤寒下利，日十余行，阴津与阳气必大伤，脉应微弱为顺，今反实者，为脉不应病五脏精气竭，属死候。

（383）伤寒，其脉微涩者，本是霍乱，今是伤寒，却四五日，至阴经上，转入阴必利，本呕，下利者，不可治。欲似大便，而反失气，仍不利者，此属阳明也。便必硬，十三日愈。所以然者，经尽故也。下利后，当便硬，硬则能食者愈。今反不能食，到后经中，颇能食，复过一经能食，过一日当愈，不愈者，不属阳明也。

阴阳辨：病吐泻其脉微涩，本是霍乱，脉微涩为气血大伤之徵，阴阳两虚之候，今又病伤寒，过四五日，因虚而致邪入太阴，又作吐泻，虚上加虚，吐则又伤其阳，利则更损其阴，阴阳竭矣，不可治也。

叔和谐仲景伤寒之理，整理残缺，发其余蕴，使华章留存，叔和知仲景也。

仲景勤求古训，博采众方，遵古经阴阳之大旨，发前人未发之精神，师古不泥古，其理精，其法备，启万世诊治外感热病之法理，乃后世医工之师表，实岐黄之功臣也。

今观《伤寒论》死证二十五法，字里行间，皆以阴阳之道，其理至明，其意至通，阐生死于阴阳之间，立治疗于八法之域，境逾千年，故为我用，精神不泯，光耀长存，立于现代医学之林而无愧色也。

或谓千年医学发明，仲景之理陈腐矣，仲景之法愚昧矣！以今人之优，觅古人之疵。真理不明，钟釜不辨，不知学术可进

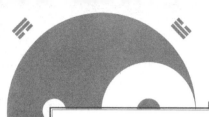

展，不明民族有精粹，呜呼！如此读古人书，必无师矣！

《伤寒论》死证二十五法中，太阳病三法，阳明病五法，厥阴病九法，少阴病七法，霍乱病一法，死证多见厥、少二经，实为疾病演变之终末也，其或为病邪深入，循经传变，或由治不得法，由阳转阴，或邪戾烈，直中三阴，皆责之于真阳衰败也；其证，或汗出亡阳，或脉见真脏，或藏绝肤冷，或胃败除中，或吐利烦躁，或四逆脉绌，或汗出息高，虽其证纷纭，皆属阴阳离绝也。

《伤寒论》之死证，吾意涵义有二，一曰死，二曰危，多年临床观之，实今传染诸病晚期（杂病亦然），合并脑、心、肾、肺等脏功能衰竭之类，每于此，吾多以仲景之法，辨其证脉，试其治法，判其吉凶转逆，常破迷矇而知精微，识歧途而归正道。以此取古医之精华。合今医之明徹，取舍应用，屡验不悖，虽属往昔之死侯，而今日可以生矣！古今两法，合而为用，实相辅而相成也。

至此，深感仲景之道至平至易，仲景之书，人人可读，仲景之门，人人可入，伟矣哉，仲景也！

应用"中医佛手治疗体系"方剂治疗疑难病研究

甘肃岷县当归（岷当归）以品质优良，疗效卓越而饮誉国内外。当归具有养血活血之性，自古广为医家应用，有"十方九归"之誉。经近代药理学研究，岷当归含 104 种化学成分，是国内外当归中的上品。岷当归所含的化合物如新当归内酯、卜瑞费尔定甲素、藁本内酯、阿魏酸、籸酸、微量元素等多种成分，均具有广泛的药理作用。学者认为岷当归具有镇痛解痉、镇静安神、抑菌消炎、促进造血、增加机体免疫力、增强机体对缺氧的耐受力、改善微循环、抗疑解聚等作用。"佛手"一词，来源于佛手散（当归、川芎），又名芎归散，见于《太平圣惠方》中，用为治疗难产死胎。《普济方》、《医宗金鉴》均有论述，《医宗金鉴》谓：用此方治产前后诸疾，且效如"佛手"之神妙。《血证论》谓此方可治疗经络内脏诸瘀。夏永潮主任医师积 20 余年重用岷当归治疗心脑及其他疑难疾病经验，在古方"佛手散"基础上，自制方剂 30 余个，治疗扩及近 20 个病种，获得显效. 公开发表总结及论文 140 多篇，故于 1987 年 5 月 18 日宣称"中医佛手治疗体系"初步建成。越数年，这一体系更臻成熟，并受到国内外专家的广泛关注。今就其临床应用进展简述如下：

一、神经系统疾病

（一）脑血管病

1.1984～1986 年，经过了三年科研工作，重用岷当归组方，

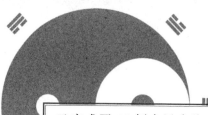

已完成了 72 例中风病临床疗效观察的科研计划。本组病例共按五个证类进行辨证论治观察，以岷当归为主自拟五个方剂，即佛手益气活血汤，佛手育阴汤，佛手二陈汤，佛手通腑化痰汤，佛手熄风汤，随证加减，岷当归在正虚证类中，用量可达 60-90g，在邪实证类中，驱邪为先，岷当归用量较小，待邪实之势已减，则加大用量。本组疗效令人满意，按中华全国中医学会内科学会制定的"中风病中医诊断、疗效评定标准"（1986 年 6 月泰安会议鉴定通过）判定：基本痊愈者占 30.6%，显效者占 33.3%，有效者占 34.7%，无效者占 1.4%，总有效率为 98.6%。

2.1983~1987 年间除进行急性中风病治疗研究外，还对一个月以上病程中风病进行了治疗研究。46 例中风属气虚血瘀，风痰瘀血痹阻脉络，阴虚风动三个证类，对平均病程为 25.97 个月的患者进行重用岷当归辨证治疗。基本痊愈占 6.5%，显效占 16%，有效占 71%，无效占 6.5%.总有效率为 93.5%。

3.重用岷当归治疗中风后遗症 52 例，最短病程半年，最长 15 年，疗效良好，痊愈与显效率之和占 38.46%，总有效率为 96.15%。本文已发表在《中西医结合杂志》上。

4.应用"中医佛手治疗体系"方剂，治疗脑卒中合并假性球麻痹 50 例，平均病程为二年，其中不乏辗转省内外治疗病例，均获显效。总有效率为 98%。其中呛咳吞咽困难症状的显效以上率为 94%，构音不全显效以上率 58%。本论文由《中医杂志》发表。

5.《中风膏治疗脑血管病临床观察及实验研究》，属卫生部国家中医药管理局科研课题，经四年紧张地工作，已全部完成（计划周期 1989 年 7 月 ~ 1993 年 6 月），对中风病各期（急性期、恢复期、后遗症期），均有很好的疗效。治疗总有效率达 92.76%，经统计学处理与对照组相比，有高度显著性差异。其治疗适应证包括：短暂性脑缺血发作、脑血栓形成、多发性脑梗死、腔隙性脑梗死、脑出血（抢救过后之急性期、恢复期、后遗症期）、小脑出血后遗症，各类脑卒中后遗症及某些血管阻塞性疾患等。本品具益气补血、化瘀通络、健脑宁神等作用，主治气虚血瘀类（包括一些挟痰、湿、热等实邪者）之中风。

动物实验研究，中风膏具有明显的降低全血粘度与血浆黏度的比值，缩短红细胞电泳时间，抑制血小板聚集，促进血小板解聚，改善微循环的作用；对机体免疫功能具有双向调节作用，可促使小鼠胸腺及脾脏萎缩，抑制免疫反应，因而产生抗炎、抗变态反应功效，能促进免疫球蛋白的合成，提高血清抗体生成，有利于炎症的局限化与吸收，还具有提高嗜中性粒细胞增加，增强非特异性免疫功能的作用。总之，中风膏具有活血化瘀，调节免疫功能的作用，从而对血管阻塞性疾病、机体的抗病能力及疾病的康复，有非常重要的价值。

(二)《补脑膏治疗脑损害及弱智儿童临床和实验研究》，属甘肃省卫生厅科研课题，工作已经完成

本药具有滋肾健脑、益智醒神、补气养血、疏通脑络之效，对治疗动脉硬化性脑损害（如多发性脑梗死等）脑萎缩、脑脊髓变性性疾病、弱智儿童、脑性瘫痪、脑外伤性神经损害及后遗症、脑炎脑膜炎后遗症、小脑病变等，均取得了良好的疗效。例如：1 例 15 年截瘫病人，经治疗大小便得到控制，可以扶拐行路，本药已使 4 例处于植物人状态患者（1 例病史 1 年多，1 例半年，2 例 2 个月）恢复了神志和语言能力。

动物实验研究，补脑膏能降低血液和血浆黏度，改善血液流变性，增加微循环内血液与组织细胞间的物质交换面积，保证脑的血流供应，改善微循环作用，具有促进球蛋白合成，提高血清抗体水平，增加吞噬细胞活性，有利于炎症的局限化及吸收，另一方面又可抑制细胞免疫、抗炎、抗变态反应，具增强机体抗病能力和促进机体病变的康复能力。本品经动物急性毒性，长

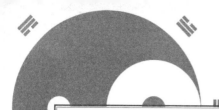

期（3个月）毒性试验，无毒性作用，安全范围大，前景十分广阔。

（三）顽固脑外伤性头痛

1987年，完成了"辨证施治顽固脑外伤性头痛54例"总结。本组病例分为血瘀头痛、痰火头痛、气虚头痛、血虚头痛四个证类，按虚实之辨，适时重用岷当归，获得较好效果。本组病例临床治愈16.7%，显效占55.5%，有效占24.1%，无效占3.7%。总有效率为96.3%。

（四）治疗神经系统其他疑难疾病

我们在古方"佛手散"的基础上，重用岷当归组方治疗一些神经系统痼疾，取得显效颇令人鼓舞，如：1975年治疗球型灰白质炎获得显效（甘肃医药1982，2：42）。1984年治愈脑外伤性尿崩症（中医杂志1997，1：59）。1986年应用佛手益气活血汤治愈糖尿病继发动眼神经麻痹（中医杂志1987，4：16）。1987年临床治愈儿童伤寒病后脑梗死（吉林中医药1989年，3：27）。1986年治愈脊髓蛛网膜炎（甘肃中医学院学报1986，4：31）。1987年治愈重度乙脑后遗症（中医杂志1989，4：40）。1988年治愈脑外伤性失语（安徽中医学院学报1988，4：57）。1987年治愈顽固性脑外伤性耳鸣（北京中医1988，6：50）。1988年治愈重度脑外伤性四肢瘫痪（陕西中医杂志1988，10：457）。1988治愈久治不愈的脑脊液鼻漏（辽宁中医杂志1992，11：36）。1988年临床治愈多发性硬化（北京中医1989，3：41）。1988年治愈良性颅内压增高症（国医论坛1988，3：42）。1989年治愈小脑出血术后共济失调（江苏中医1989，9：15）。治愈散发性脑炎后视野缺损（中医杂志1991，7：34）。临床治愈视神经脊髓炎后遗症（四川中医（1990，2：41）。治疗肌萎缩侧索硬化取得显效（四川中医1992，1：41）。临床治愈先天性肌强直（中医函授通讯1992，1：29）。治疗间脑性癫痫获显效

（陕西中医 1992，4：172）。治疗原发性侧索硬化症获显效（新中医 1992，6：22）。治疗结核性脑脊髓膜炎 15 年截瘫，并使其扶拐行路，大小便得到控制（光明中医 1992，2：11）。治疗橄榄脑桥小脑萎缩获显效（中国医药学报 1992，6：48）等。

以上疾病，均为当代中西医学视为疑难疾病，治疗棘手，经我们治疗取效或痊愈，因而显示本治疗体系在治疗疑难疾病领域中的生命力和地位。

二、心血管疾病

（一）冠心病

1.1975～1976 年，应用"甘冠一号"、"甘冠二号"（当归、川芎、片姜黄等），对 56 例冠心病心绞痛患者进行临床观察，其心电图总有效率为 65.66%，显效率为 37.67%，好转率为 27.9%，无效率为 34.3%。1984 年我们完成了胸痹 125 例疗效观察总结，本组病例共分四个证类，即气滞血瘀、痰浊内阻、胸阳痹阻、气阴两虚，均按证情适时重用了岷当归治疗，取得较好疗效。证候总有效率为 88.8%，心电图总有效率为 71.2%，显效率为 9.6%，好转率为 61.6%，无效率为 28.8%。

2.1987～1991 年，应用"佛手瓜蒌汤"治疗缺血性心脏病 106 例，获得较好疗效，心电图总有效率为 65.91%，经统计学处理与对照组对比有显著差异。

（二）风心病

1988 年完成了"200 例风心病充血性心力衰竭的证治总结"，其中气虚证类及其他证类合瘀血证者，重用岷当归组方治疗，收到良好疗效。

（三）巨细胞动脉炎及周围血管阻塞性疾病

应用"佛手通脉汤"（当归、川芎、黄芪、水蛭、益母草、羌活等）治疗极重度巨细胞动脉炎、血栓闭塞性脉管炎、深静脉

医话部分

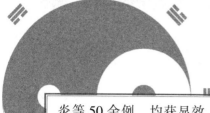

炎等 50 余例，均获显效。本组大部分属省内外久治无效者，经治疗效果良好。如一孙姓 21 岁青年，14 年来四肢无脉症，后影响心、肾、肝诸脏器，入院诊断：（1）多发性大动脉炎（无脉证、多脏器损害），（2）继发性心绞痛。心脏扩大、心衰Ⅱ度（伴腹水）。（3）继发性慢性肾功能不全。（4）继发性肝功能损害。经用自拟"佛手通脉汤"治疗，共约 2 个月，各动脉均可扪及搏动，血压恢复正常，心衰、肾衰、肝功能不良均纠正，出院后恢复工作，随访三年，一切正常。

三、佛手增乳汤及膏剂对缺乳产妇的研究

在中国儿童发展中心王如文教授领导下（夏永潮主方），由中国儿童发展中心、甘肃省中医院、甘肃省妇幼保健医院、内蒙古医学院附院协作完成这一联合国科研课题,1991 年底在北京通过鉴定，受到专家们的高度评价，认为研究达到"国内先进水平"，在国际上属"创新"。这一方剂特点是重用岷当归，辨证组方。本药有明显调理产妇泌乳功能和提高乳量的作用，有效率在 88％以上。

四、治疗其他系统疑难疾病

应用中医佛手治疗体系系列方剂，近年来我们成功地治愈了很多疑难痼证，如 1987 年治愈全身脱毛症（陕西中医 1989，7：310）。1987 年治愈顽固性石油焦过敏性皮炎（北京中医学院学报 1988，4：31）。1988 年临床治愈结节性多动脉炎（中医杂志 1989，4：11）。1998 年治愈顽固不愈腹痛（湖北中医杂志 1989，4：11）。1988 年治愈顽固下颌关节功能紊乱证（国医论坛 1989，4：24）等均为本治疗体系开拓了新领域。

上列治疗大都使用中药煎剂，应用本系列方剂应当主意下列要点：（1）必须辨证施治，组成复方，单味当归制剂疗效不如

复方。（2）实证当归用量宜小，虚证当归用量应大，适时、适证而变化用量。（3）煎服法：每剂水煎二次，煎液不少于400毫升。（4）药材必求地道，产地均为岷县，不宜代用。

　　至于大剂量岷当归应用的临床毒剧作用研究，已由本研究组青年中医牵头进行了临床及实验研究，并提出结论，认为：大剂量岷当归应用，对心、肝、肾、脑、血液等系统均无不良作用。

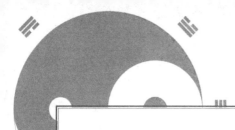

"佛手散"为基础，辨证组方

脑卒中实为精血衰耗，元气亏损之证，急性期可为虚证，亦可为本虚标实之证。在治法上，虚者补虚，本虚标实者，视其阴阳之盛衰病邪之虚实深浅，辨证论治。

夏永潮主任医师在古方"佛手散"（当归、川芎）的基础上，重用甘肃特产药材岷当归组成复方，辨证治疗脑卒中各期病人，多获良效。急性期脑卒中病人，神志尚清者给予煎剂口服，神志不清者可予鼻饲给药。

辨证拟方如下：

（一）肝阳暴亢，风火上扰

治用平肝泻火通络法，予自拟"佛手潜阳汤"加减（岷当归、川芎、生石决明、生龙骨、生牡蛎、龟板、菊花、钩藤、甘草等）。

（二）风痰瘀血，痹阻脉络

治用平肝熄风，化痰通络法，予自拟"佛手二陈汤"加减（当归、川芎、半夏、茯苓、陈皮、菊花、钩藤、甘草等）。

（三）痰热腑实，风痰上扰

治用通腑化痰法，予自拟"佛手通腑化痰汤"加减（当归、川芎、半夏、茯苓、陈皮、竹沥、大黄、芒硝、甘草等）。

（四）风痰上扰清窍

治用平肝熄风法，予自拟"佛手熄风汤"加减（岷当归、川芎、羚羊角粉、菊花、钩藤、白芍、怀牛膝、代赭石、生地黄、桑叶、甘草等）。

（五）阴虚风动

治用育阴熄风法，予自拟"佛手育阴汤"加减（岷当归、川芎、生地黄、白芍、麦冬、玄参、菊花、钩藤、麻仁、甘草等）。

（六）气虚血瘀

治用益气活血法，予自拟"佛手益气活血汤"加减（岷当归、川芎、赤芍、伸筋草、甘草等）。

加减法：夹痰者加胆南星；神志昏蒙者加麝香；呆痴者加黄精、枸杞子；便溏者加白术。大多数急性危重期病人，待标证已减，神志好转之后即可更用"佛手益气活血汤"加减治疗，效果良好。30天为1疗程，可进行1~2个疗程治疗。疗效按国家中医药管理局发布的诊疗评定标准评定。急性期63例（出血性脑卒中21例，缺血性脑卒中42例），基本痊愈与显效之和占73%，总有效率为98%。恢复期43例，基本痊愈与显效之和占44.1%，总有效率为95.3%。

大剂量应用岷当归组方治疗脑卒中，经临床研究对各系统并无毒副作用。应用本系列方剂，注意以下要点：①辨证论治。急性期脑卒中，以初始证候为基础，四诊合参，辨证用方，不必分别出血性或缺血性脑卒中。②虚证当归用量宜大，可用60~120g，本虚标实证当归用量宜小，待标证减半之后，再加大当归用量。③当归以岷当归为最佳，炮制均按古法。④煎服法：武火水煎至开沸，后用文火煎煮半小时。分2~3次或多次口服，每日1剂。

如治何某，男，52岁。于1990年7月20日急诊住院。患者于6小时前突发神志不清，左半身不遂，口舌歪斜，伴恶心呕吐。舌红、苔黄腻，脉弦大。检查：神志朦胧，颈有抵抗，左侧完全性瘫痪，肌力零度，左上下肢腱反射活跃，双侧巴彬斯基氏征（+）。腰穿脑脊液呈血性。脑CT检查：右丘脑外侧区有一呈

鸡卵大小密度增高阴影。西医诊断：出血性脑卒中（右侧内囊）。中医辨证：中风，风火上扰清窍。治宜平肝熄风，方用自拟"佛手熄风汤"加减：岷当归 15g，川芎 9g，菊花 9g，钩藤（后下）15g，白芍 20g，怀牛膝 30g，代赭石（先煎）20g，生地黄 15g，桑叶 9g，甘草 5g，竹沥（调服）30g。以此方加减共服 6 剂，神志渐清，脉由弦大转为弦脉，舌象转平，更用佛手益气活血汤加减：岷当归 90g，川芎 10g，赤芍 15g，伸筋草 12g，胆南星 12g，甘草 5g。水煎分两次服，每日 1 剂。随证加减。服上方 5 剂后，左上下肢可稍能屈伸，肌力 0～1 度。经治疗一个疗程（30 天）结束，患者已能下地，扶持步行，再治 1 个疗程，可以上下楼，院中散步。

夏永潮主任医师辨治
中风病的临床经验

夏永潮主任医师为甘肃省著名老中医，从事中医临床工作40余年，对中风病的防治有独到之处，曾荣获卫生部科技进步奖。笔者有幸师从夏老，受益匪浅，现将其治疗中风病的经验介绍如下。

一、病因病机，虚中夹实

中风病是一种常见病、多发病，病势急，变化快，病死率高，后遗症重。夏老认为中风病主症，即昏仆不遂，口歪语謇，皆与脑脉瘀血，经络阻滞有关。《素问一生气通天论》云："阳气者大怒则形气绝，而血菀于上，使人薄厥。"楼英《医学纲目. 风证辨异》云："中风皆因脉道不利，气血闭塞也。"中风之发生，病理虽较复杂，但可用虚(阴虚、气虚)、火(肝火、心火)、风(肝风、外风)、痰(风痰、湿痰)、气(气逆)、血(血瘀)六端概之。而其中又以肝肾阴虚为其根本。本病多因情志忧思恼怒，或饮食不节，或劳思房伤，或外邪侵袭等因素，导致阴阳失调，脏腑偏盛或偏虚，气血错乱而发。但无论何因素占主导，其基本的病理转归都将导致瘀血形成，闭阻脑脉，而出现中风诸症。缺血性中风为血阻脉络而瘀塞，出血性中风为血溢脉外，滞留成瘀。中风属本虚标实之证，肝肾不足，气血衰少，在标为风火相煽，痰湿壅盛，气血郁阻。中风临床表现往往标本同病，虚实并见，多呈本虚标实，上盛下虚之候，标实者谓火、瘀、痰，本虚多为气虚、阴虚。急则治其标，缓则治其本。

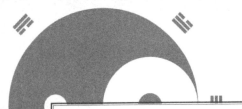

中脏腑闭证初期（出血性中风急性期），以风痰火（热）为主，恢复期或中经络（缺血性中风）以风痰、血瘀为主。

二、辨病与辨证论治结合，化瘀通络为主

夏老认为辨证论治应当从初始证开始，辨病与辨证相结合，采用四诊合参，舍从得当，辨清证类，确定治法方药。近年来随着对中风病病因病机研究，瘀血机制在发病中的作用更得到进一步广泛应用。夏老根据中医"治风先治血，血行风自灭"的理论，在准确辨证论治的基础上突出重用岷当归的作用，取其养血活血化瘀、疏通经络之性而重用之，岷当归为甘肃之特产，又为地道之药材故而重用为主药。岷当归在正虚邪不太实证类中，均可用量为60-90g；在邪实证类中，以驱邪为先，岷当归用量应相应减少。佛手散(当归、川芎) 又名芎归散，见于《太平圣惠方》中，以当归、川芎二味用来治疗难产死胎。本方在《普济方》中，用于安胎、血上冲心、产前产后体热败血腹痛。《医宗金鉴》中谓，用此方治胎前产后诸病，且其效如"佛手"之神妙。《血证论》中谓佛手散治经络脏腑诸瘀。夏老在临床中以"佛手散"为基础，自拟"佛手汤系列"用来治疗中风病，有独特的疗效。现代医学研究证明，活血化瘀药物有增加血流量，改善微循环，抑制血小板聚集反应，增强纤维蛋白酶活性等作用，能削弱脑血栓的形成。临床上常将中风分为中经络和中脏腑两大类。夏老认为中经络和中脏腑的区别在于神识之清浊；闭证与脱证之分在于症情之高亢与低衰；阴闭与阳闭之异在于痰与热；脉象缺血性疾病以沉、涩、细为主，出血性疾病以弦、滑、数大为主。《中风》篇66条云："邪在于络，肌肤不仁；邪入于经，即重不胜；邪入于府，即不识人；邪入于脏，口即难言，口吐涎"。在治疗上，夏老认为在扶正祛邪两个方面，着重于扶正，"以扶正为主，以驱邪为标"，并根据自己的临床经验突出重用岷当归的用药特点，在临床上屡获奇效。

三、分型治疗，临证权变

夏老认为本病应辨病与辨证相结合，整体辨证与局部辨证相结合，只有这样才能使辨证论治更加准确。由于本病病程较长，治疗用药必须要有恒心和毅力，患者应积极配合根据中风病的发病特点. 常将其分为5个证型进行治疗。

1.气虚血瘀型：证为半身不遂，偏身麻木，口眼歪斜，言语謇涩，口流涎，自汗出，气短乏力，手足肿胀，舌质暗，舌苔薄白或白腻，脉沉细或弦细。治当益气活血。方用自拟"佛手益气活血汤"：岷当归 30～90g，川芎 7～15g，黄芪 15～30g，丹参12g，赤芍、水蛭（研末冲服）各9g，甘草5g。加减法：若汗出多者加煅龙骨（先煎）、煅牡蛎（先煎）各15g或浮小麦30g，便溏者加山药30g。

2.阴虚风动型：证为半身不遂，偏身麻木，口眼歪斜，言语謇涩，烦躁失眠，眩晕耳鸣，手足心热，舌质红绛或暗红，少苔或无苔，脉细弦或细弦数。治当育阴熄风，方用自拟"佛手育阴汤"：岷当归 30g，川芎 7～9g，熟地 12g，白芍 9～15g，麦冬12～15g，玄参 12～15g，菊花、钩藤（后下）各9g，麻仁15g，甘草5g。加减法：大便干不解者可加郁李仁30g，心烦不寐者加黄连7g。

3.风痰瘀血，痹阻脉络型：证为半身不遂，偏身麻木，口眼歪斜，言语謇涩，头晕脑晕，舌质暗淡，舌苔薄白或白腻，脉弦滑。治当平肝熄风，化痰通络。方用自拟"佛手二陈汤"：岷当归 30g，川芎 7～9g，半夏 7～12g，茯苓、陈皮、胆南星、钩藤（后下）、红花各9g，甘草5g。加减法：若语言不清者加菖蒲15g，头晕重且颈僵者加葛根12g。

4.痰热腑实，风痰上扰型：证为半身不遂，偏身麻木，口眼歪斜，言语謇涩，头晕脑晕，便干便秘，咳痰较多，舌质暗红或

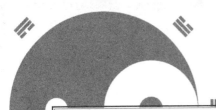

暗紫，苔黄或黄腻，脉弦滑或弦滑而大。治当通腑化痰，方用自拟"佛手通腑化痰汤"：岷当归30g，川芎7～9g，半夏9～12g，茯苓、陈皮各9g，竹沥（调服）30g，大黄（后下）5g，芒硝（溶服）6g，桃仁6～9g，甘草5g。加减法：若头晕目胀者加茺蔚子10g，身热苔黄褐者加黄芩9g。

5.风火上扰清窍型：证为平素多有眩晕麻木之证，情志相激，病势突变，神志障碍多是朦胧嗜睡，偏瘫肢体强痉拘急，便干便秘，舌质红绛，舌苔黄腻而干，脉弦滑大数。治当平肝熄风，方用自拟"佛手熄风汤"：岷当归15g，川芎9g，羚羊角（冲服）5g，菊花9g，白芍12g，怀牛膝20～30g，代赭石（先煎）20～30g，生地15g，钩藤（后下）9g，连翘9～12g，，桑叶9g，生石决明（先煎）15g，甘草5g。加减法：痰浊盛者加竹沥（调服）30g；肝火引动心火，心烦舌糜烂者加黄连、连翘各9g。

四、病案举例

宋某，男，66岁，1987年5月14日初诊。主诉：左侧肢体不遂，口眼歪斜，讲话欠利2月余。时感神疲乏力，动则汗出，肢软无力，面色萎黄，纳差夜寐欠佳，舌淡苔薄白质暗，脉沉细。曾在兰州某大医院做CT检查提示："左侧脑梗死"。检查眼底两侧视乳头清楚，动脉反光较强。神经系统检查：左侧肢体瘫痪，肌力Ⅱ～Ⅲ级，左侧腱反射亢进，霍夫曼试验阳性，左踝轻度痉挛。西医诊断：脑梗死。中医证属中风(气虚血瘀)。治当益气活血，方用"佛手益气活血汤"：岷当归30g，川芎7g，黄芪15g，赤芍、水蛭（研末冲服）各9g，丹参12g，甘草5g。水煎分2次温服，每日1剂，取5剂。5月20日二诊：患者服药后左侧肢体不遂、口眼歪斜有所减轻，但讲话仍欠利，舌脉同前。上方调整：岷当归50g，川芎12g，黄芪20g，赤芍、水蛭（研末冲服）各9g，丹参、牛膝各15g，甘草10g，桑寄生、石菖蒲、远志各20g。

水煎分2次温服，每日1剂，取5剂。5月28日三诊：左侧肢体不遂、口眼歪斜较前减轻，讲话较前清楚，双下肢较前有力，肌力Ⅳ级，可持拐行走，舌脉同前。继服上方10剂，同时嘱患者注意饮食营养，坚持功能锻炼。6月8日四诊：患者口眼歪斜接近正常，在他人的监护下可自己行走但不太稳，胃纳可，夜寐可。上方调整，岷当归60g，川芎15g，黄芪25g，赤芍12g，丹参18g，水蛭（研末冲服）9g，甘草10g，牛膝15g，桑寄生、石菖蒲、远志各25g。水煎分2次温服，每日1剂，取10剂。6月20日五诊：口眼歪斜消失，讲话流利，双下肢可自行行走，肌力Ⅳ级，神疲乏力消失。上方调整：岷当归70g，川芎15g，黄芪30g，赤芍、牛膝各15g，丹参18g，水蛭（研末冲服）9g，甘草10g，桑寄生、远志、石菖蒲各30g。水煎分2次温服，每日1剂，取10剂。6月30日六诊：双下肢行走自如，肌力Ⅴ级，其他诸症均消失。上方调整：岷当归80g，川芎、赤芍各15g，水蛭（研末冲服）9g，甘草10g，牛膝15g，黄芪、远志、石菖蒲各30g。水煎分2次温服，每日1剂，取10剂。7月10日七诊，左侧肢体活动自如，行走正常，肌力Ⅴ级，诸症全部消失。

重用当归治中风

　　刘某，男，53岁，干部。辽宁省辽阳县人。于1985年8月20日来诊，云五年前突发右半身不遂，语言不利，西医诊断为脑血栓形成。经治疗右半身不遂有好转，唯语言不清，经久不愈，就诊时言语不清晰，吐字缓慢而含糊，右侧偏瘫，肌力Ⅲ~Ⅳ级。舌淡暗，苔淡黄，脉弦。中医辨证：中风病：气虚血瘀。治宜益气养血，化瘀通络。方用佛手益气活血汤加减：岷当归60g、川芎15g、水蛭（研末冲服）9g、黄芪45g、赤芍20g、羌活9g、丹参12g、菖蒲20g、甘草9g。水煎分两次服，每日一剂，共6剂。于1985年8月27日来诊云：语言较前略有进步。感头晕眼胀，余证平稳。舌淡暗，苔黄腻，脉弦数。证已见湿热征象，故加用连翘15g，佩兰15g，薏米15g以清利湿热。加茺蔚子10g，以清头目。岷当归加量至90g。共6剂。1985年9月3日来诊，语謇大好、吐字较前清晰，右上下肢亦较前有力，前方略调整，再6剂。于1985年9月9日复诊，语言接近正常，右上下肢肌力Ⅳ级。

以岷当归为主治疗中风病

自 1984 年 1 月至 1985 年 6 月，重用甘肃特产当归制订方剂，随证加减，共治疗急性中风病 31 例，疗效满意，今报道如下：

（一）一般情况

本组共 31 例，男 21 例，女 10 例；年龄最小 31 岁，最大 74 岁，平均 56 岁；平均住院日数 49 天；发病至住院最早 3 小时，最晚 60 天。

（二）西医诊断

脑梗死 21 例，脑出血 8 例，脑栓塞 2 例。

（三）中医分证标准及疗效评定标准

根据 1983 年全国中医内科学会中风病分证标准进行分类观察，并按记分进行评定。

（四）分证与治疗

1.气虚血瘀（15 例）：证为半身不遂，偏身麻木，口眼歪斜，言语謇涩，口流涎，自汗出，气短乏力，心悸便溏，手足肿胀，舌质暗，舌苔薄白或白腻，脉沉细或弦细。治法：益气活血。自拟 "佛手益气活血汤"：当归 30~60g、川芎 7～15g、黄芪 30~45g，汗出多加煅龙骨、煅牡蛎各 15g 或浮小麦 30g，便溏加山药 30g。

2.阴虚风动（4 例）：证为半身不遂，偏身麻木，口眼歪斜，言语謇涩，烦躁失眠，眩晕耳鸣，手足心热，舌质红绛或暗红，

少苔或无苔，脉细弦或细弦数。治法：育阴熄风。自拟"佛手育阴汤"：当归30~60g、川芎7~15g、熟地12g、白芍15g、麦冬15g、元参15g、菊花9g、钩藤（后下）9g、麻仁15g、甘草5g。便难加郁李仁30g，心烦不寐加黄连7g。

3.风痰瘀血，痹阻脉络（4例）：证为半身不遂，偏身麻木，口眼歪斜，言语謇涩，眩晕，舌质暗淡，苔薄白或白腻，脉弦滑。治法：平肝熄风，化痰通络。自拟"佛手二陈汤"：当归30~60g、川芎7~15g、半夏9g、茯苓9g、陈皮9g、菊花9g、钩藤（后下）9g、红花9g、羌活9g、甘草5g。语言不清加菖蒲；头晕重且颈项强加葛根。

4.痰热腑实，风痰上扰（4例）：证为半身不遂，偏身麻木，口眼歪斜，言语謇涩，眩晕，便秘，咯痰较多，舌质暗红或暗淡，苔黄或黄腻，脉弦滑或偏瘫侧脉弦滑而大。治法：通腑化痰。自拟"通腑化痰汤"：当归30g、川芎9~12g、半夏9g、茯苓9g、陈皮9g、竹沥（调服）30g、大黄（后下）5g、芒硝（溶服）6g、桃仁6g、甘草5g。头晕目胀者加茺蔚子10g，身热苔黄褐者加黄芩9g。

5.风火上扰清窍(4例)：证为平素多有眩晕、麻木之症，病势突变，神志障碍多呈朦胧嗜睡，偏瘫肢体强痉拘急，便干便秘，舌质红绛，舌苔黄腻而干，脉弦滑大数。治法：平肝熄风，醒脑开窍。自拟"佛手熄风汤"：当归15g、川芎9g、羚羊角粉（冲服）5g、菊花9g、白芍12g、怀牛膝30g、代赭石（先煎）20g、生地15g、钩藤（后下）9g、连翘12g、菖蒲9g、甘草5g、桑叶9g、生石决明（先煎）15g，痰浊壅盛加竹沥（调服）30g，肝火引动心火，心烦舌糜烂，加黄连、连翘各9g。

（五）并发症及伴随疾患

并发高血压病9例，高心病5例，冠心病3例，应激性上消化道大出血1例，肺心病1例，风心病2例。

(六) 心电图表现

正常心电图 12 例，左房肥厚 2 例，房颤 1 例，不完全右束支传导阻滞 2 例，I 度房室传导阻滞 1 例，左前半阻滞 1 例，不全左束支传导阻滞 1 例，频发性室早搏 1 例，左室肥厚 3 例，冠状动脉供血不全 12 例。

(七) 脉象与舌象

(芤脉 1 例，代脉 2 例，虚大脉 1 例，沉细脉 9 例，弦缓脉 1 例，弦脉 9 例，沉弦脉 2 例，弦滑脉 6 例。舌淡红者 4 例，舌红者 17 例，舌红暗者 3 例，舌胖淡暗者 2 例，舌淡者 5 例，舌苔白者 7 例，白腻者 7 例，少苔者 2 例，黑苔者 1 例，苔黄者 8 例，苔黄腻者 6 例。

(八) 疗效

基本痊愈 16 例，占 51.6%，显效 4 例，占 12.9%，有效 11 例占 35.5%。

(九) 讨论

佛手散（当归、川芎）又名芎归散，首见于《太平圣惠方》，用治难产、死胎。《普济方》称为芎劳汤（一名佛手散），用为安胎、血上冲心，产前产后体热败血腹痛。《医宗金鉴》谓其效如"佛手"之神妙。《血证论》以"佛手散治经络脏腑诸瘀。"我们曾用此方加味，重用当归治疗胸痹（冠心病），取得较好疗效。后又应用于治疗中风病，并获疗效，遂拟佛手二陈汤、佛手通腑化痰汤、佛手益气活血汤、佛手育阴汤、佛手熄风汤、佛手化痰开窍汤等，用治各证类的中风 31 例，疗效满意。如其中有两例，曾在某院神经科住院治疗 1 个月，肌力仍为零度，后转至我院，经近 1 个月治疗，均能下地活动。

岷当归为甘肃特产，国内外享有盛名，以作主药，取其养血活血化瘀通络。若在邪实证类中，以驱邪为先，当归用量相应减半。上述诸方，多为初始辨证用方，待邪实之势减半，则按气虚

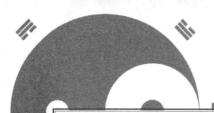

血瘀论治，应用"佛手益气活血汤"加减，疗效甚捷。

本系列方剂无副作用，对改善症状甚佳。本组有 9 例高血压患者，治疗后只 3 例血压略高于 160/100mmHg，其余均恢复至正常范围。

（十）体会

开始以初始证候为基础，辨证施治，四诊合参，确定治法方药，辨清证类，加减药物应按规定进行，不宜加药太多，一般每方 10 ~ 15 味药上下，重用主药，一般当归用量均在 30 ~ 90g 范围，如有便溏现象，可加山药 20 ~ 30g。经治疗，待邪实证候减半后，即可应用"佛手益气活血汤"。苔厚、脉大、便溏均可用。对偏瘫恢复较快，舌苔由厚变薄，脉由大实转为平脉，病情发展在一个月内治疗者则疗效较好，发病在两个月开始治疗者则疗效较缓。

140例中风病临床疗效分析

甘肃省中医院心脑科自1984年3月至1989年3月,对140例中风急性期、恢复期、后遗症期患者,进行了临床疗效观察研究,现将观察结果报告如下。

一、一般资料

1.本组共140例,男92例,女48例。平均年龄58岁,最大84岁,最小31岁。117例为住院病人,23例为门诊病人。发病至来我院时间:最短为3小时,最长为15年。发病:1~29天为急性期63例;30~179天为恢复期者共43例;半年至15年后遗症期者共34例。西医诊断:脑血栓形成89例,多发性脑梗死7例,腔隙性卒中3例,脑栓塞2例,脑出血38例,小脑出血1例。

2.脉象:代脉7例、芤脉2例、虚大脉2例、沉细脉43例、弦脉52例、迟缓脉2例、沉弦脉14例、弦滑脉18例。

3.舌象:舌质淡红者11例、红者49例、暗红者34例、胖淡黯者22例、淡者23例、红绛者1例。白者51例、白腻者19例、少苔7例、无苔1例、黄者35例、黄腻者24例、黄燥者1例、黑者1例、花剥者1例。

4.心电图:左房肥厚者1例、右房肥厚者1例、房颤者4例、室上性阵发性心动过速者2例、频发室性早搏者5例、完全性右束支传导阻滞者5例、左束支传导阻滞者2例、左前半传导阻滞

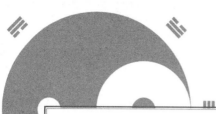

者 7 例、Ⅱ度房室传导阻滞者 2 例、Ⅰ度房室传导阻滞者 1 例、左室肥厚者 18 例、冠状动脉供血不足者 49 例、急性心内膜下心肌梗死者 1 例、陈旧性下壁心肌梗死者 1 例、右位心 1 例。

5.脑 CT：共检查 10 例。脑梗死者 8 例、内囊部出血灶者 1 例、小脑出血者 1 例。

6.并发症及伴随疾患：并发高血压者 50 例、冠心病者 25 例、帕金森氏综合征者 4 例、假性麻痹者 9 例、应激性上消化道出血者 1 例、冠心病心绞痛者 21 例、急性心肌梗死者 1 例、陈旧性心肌梗死者 1 例、肺心病者 1 例、风心病者 3 例。

二、辨证论治

每例治疗 1～2 个疗程，每个疗程 30 天，本组按"标准"分为 6 个证型。

1.肝阳暴亢，风火上扰：半身不遂，口舌歪斜、舌强语謇或不语、偏身麻木、眩晕头痛、面红目赤、口苦咽干、心烦易怒、尿赤便干、舌质红或红绛、舌苔薄黄、脉弦有力。治法：平肝泻火通络。自拟"佛手潜阳汤"加减：岷当归 15g、生龙骨（先煎）20g、怀牛膝 20～30g、生地 15g、川芎 6g、龟板（先煎）15g、菊花 9g、生石决明（先煎）15g、钩藤（后下）12g、芜蔚子 9g、生牡蛎（先煎）20g、甘草 5g。加减法：烦躁便结者加大黄（后下）5g，目赤头痛甚者加龙胆草 9g。

2.气虚血瘀：半身不遂麻木、口眼歪斜、言语謇涩、口流涎、自汗心悸、便溏、足肿胀、舌质暗、苔薄白或白腻、脉沉细或弦细。治法：益气活血。自拟"佛手益气活血汤"：岷当归 30～100g、川芎 12g、黄芪 15g、赤芍 10g、水蛭（研末冲服）9g、伸筋草 15g、甘草 5g。加减法：便溏加白术 12g，智力低下者加枸杞子 12g、黄精 20g、白芷 9g。

3.风痰瘀血，痹阻脉络：半身不遂、偏身麻木、口舌歪斜、言语謇涩、头目眩晕、舌苔薄白或白腻，脉弦大或弦滑。治法：平肝熄风，化痰通络。自拟"佛手二陈汤"：岷当归30g、川芎9g、半夏12g、茯苓10g、陈皮9g、菊花9g，钩藤（后下）9g、甘草5g。加减法：语言不清加菖蒲15g，颈项强直加葛根12g。

4.阴虚风动：半身不遂、偏身麻木、口舌歪斜、言语謇涩、烦躁失眠、眩晕耳鸣、手足心热、、舌质红绛或黯红、少苔或无苔、脉细弦或细弦数。治法：育阴熄风。自拟"佛手育阴汤"：岷当归30g、川芎9g、熟地12g、白芍12g、麦冬15g、元参15g、菊花9g、钩藤（后下）9g、麻仁15g、甘草5g。加减法：便干加郁李仁30g，心烦不寐加黄连7g。

5.痰热腑实，风痰上扰：半身不遂、偏身麻木、口舌歪斜、语言謇涩、头昏眩晕、便干便秘、咯痰较多、舌质黯红或黯淡、苔黄或黄腻、脉弦滑或偏瘫侧弦滑而大。治法：通腑化痰。自拟"佛手通腑化痰汤"：岷当归30g、川芎9g、半夏12g、茯苓15g、陈皮9g、竹沥（冲服）30g、大黄（后下）5g、芒硝（溶服）5g、桃仁9g、甘草5g。加减法：头晕目胀加茺蔚子10g，身热苔黄褐加黄芩9g。

6.风火上扰清窍：平素多有眩晕、麻木之症，情志相激病势突变，神识恍惚、迷蒙、半身不遂而肢体强疼拘急、便干便秘、舌质红绛、苔黄腻而干、脉弦滑大数。治法：平肝熄风。自拟"佛手熄风汤"：岷当归15g、川芎9g、羚羊角粉5g（冲服）、菊花9g、钩藤15g、白芍20g、怀牛膝20～30g、代赭石（先煎）20g、生地15g、桑叶9g、甘草5g。加减法：痰浊盛者加竹沥（冲服）30g；肝火引动心火，心烦舌烂者加黄连9g、连翘15g。

三、疗效评定标准及治疗结果

根据全国中医学会内科学会制定的"中风病中医诊断疗效评定标准"（1986年6月泰安会议鉴定通过），本文简称"标准"。

本组 140 例中风病的证治分型及疗效评定标准，均按"标准"要求制定。疗效统计见附表。

附表：140 例中风病疗效统计

	治愈	显效	有例	无效	总有效率（%）
急性期 63 例	22	24	17	0	100
恢复期 43 例	6	13	22	2	95.3
后遗症期 34 例	0	5	27	2	94.1
总计　140 例	28	42	66	4	97.1

四、讨论

清·唐容川在《血证论》中论述古方"佛手散"可治脏腑经络诸瘀。我科近 20 年来，以此方为基础，重用甘肃特产药材岷县当归组方，辨证治疗一些心脏疾患及疑难杂症，取得了显著疗效。据研究岷当归含 104 种化学成分，具有镇痛解痉、镇静安神、增强机体对缺氧的耐受力、抑菌消炎、抗辐射、增强免疫、抗凝解聚等药理作用。本组 140 例中的邪实病例，岷当归用量一般不超过 15g，正虚病例，岷当归用量达 60～100g。大剂量岷当归应用的毒副作用问题，经初步总结，未发现有不良反应，仅少数病人有便溏现象，这颇受老年便秘者欢迎，便溏次数多者，略加燥湿健脾之品即可制止。我们重用岷当归除对中风病进行治疗外，对冠心病、巨细胞性动脉炎、血栓闭塞性脉管炎、脑外伤后遗症、弱智儿童、脑炎后遗症等病的治疗，亦取得了确切的疗效。

中风膏治疗脑卒中临床观察

应用中风膏治疗脑卒中临床及实验研究工作取得满意结果，报告如下。

一、临床资料

本组病例总数 108 例，男 73 例，女 35 例。年龄最小 34 岁，最大 81 岁，平均年龄 59 岁。全组 108 例均为住院病例。平均住院日为 66 天。发病至来我院求治时间：最短 5 小时，最长 8 年。病程：29 天内者为急性期，共 54 例；30-179 天为恢复期，共 36 例；半年以上者为后遗症期，共 18 例。西医诊断：脑血栓形成 42 例，腔隙性梗死 9 例，多发性脑梗死及合并脑萎缩共 26 例，多发性脑梗死合并脑出血 3 例，脑出血 28 例。中医辨证均属气虚血瘀证类。脉象：弦脉者 41 例，沉弦脉者 15 例，弦滑脉者 7 例，弦数脉者 5 例，代脉者 3 例，芤脉者 1 例，迟脉者 1 例，沉细脉者 35 例。舌象：舌质淡红者 12 例，红者 31 例，红黯者 35 例，淡者 15 例，淡黯者 15 例。舌苔：白苔者 48 例，白腻苔者 16 例，黑苔者 1 例，黄苔者 13 例，黄腻苔者 22 例，黄燥苔者 2 例，黄褐苔者 2 例，少苔者 3 例，无苔者 1 例。脑 CT 检查：本组共作脑 CT 检查者 83 例，正常者 5 例，脑梗死者 14 例，多发性脑梗死者 18 例，腔隙性梗死者 9 例，多发性脑梗死合并脑萎缩者 11 例，脑梗死合并脑出血者 3 例，脑出血者 23 例。心电图检查：正常者 25 例，房颤者 8 例，左房肥大者 2 例，房早搏者 4 例，低电

医话部分

压者 5 例，阵发性室上性心动过速者 2 例，不全右阻滞者 6 例，完全右阻滞者 5 例，左前半阻滞者 4 例，房室传导阻滞者 2 例，频发室早搏者 3 例，左室肥厚者 17 例，右室肥厚者 1 例，陈旧性心梗者 1 例，心肌供血不全者 59 例。并发症及伴随疾患：并发高血压者 66 例，高心病者 33 例，冠心病者 33 例，陈旧性心梗者 1 例，假性球麻痹者 30 例，伴随糖尿病者 9 例，风湿性心脏病者 5 例。

治疗前后血液流变学变化及血清脂蛋白变化见表 1、表 2。

表 1　治疗前后血液流变学的变化

项目	例数	用药前均值	用药后均值	T	P
血球压积(%)	48	49.46±7.36	47.96±6.39	1.234	>0.05
全血粘度	47	5.50±1.45	4.96±1.14	3.530	<0.001
全血还原黏度	46	9.13±1.20	8.25±1.80	2.572	<0.05
血浆黏度	46	1.75±0.18	1.68±0.17	2.147	<0.05
红细胞电泳(秒)	46	14.57±2.40	14.18±1.78	0.988	>0.05
纤维蛋白原(mg/dl)	43	298.25±114.58	252.23±143.68	2.547	<0.05
血沉(mm)	45	20±14.14	17±12.02	1.656	>0.05

表 2　治疗前后血清脂蛋白的变化

项目	例数	用药前均值	用药后均值	T	P
总胆固醇(mmol/L)	68	5.113±1.031	4.784±1.070	2.114	<0.05
甘油三酯(mmol/L)	62	1.261±0.081	1.132±0.187	2.030	<0.05
高密度脂蛋白胆固醇(mmol/L)	21	1.022±0.248	1.182±0.359	4.472	<0.001
低密度脂蛋白胆固醇(mmol/L)	10	2.709±0.877	2.528±0.744	0.7457	>0.05

注：表 1、表 2 均采用自身配对比较。

从表 1、表 2 可见，患者服用中风膏 1-2 月后，全血粘度、全血还原黏度、血浆黏度、纤维蛋白原、总胆固醇、甘油三酯均较服药前降低，有显著的统计学意义；血清高密度脂蛋白胆固醇较服药前增高，有显著统计学意义。血球压积、红细胞电泳、血沉、低密度脂蛋白胆固醇均较用药前降低，但经统计学处理无明显变化，其中低密度脂蛋白因观察例数较少，尚待进一步观察。

二、方　法

本组病例应用自制中风膏治疗，主要成分：岷当归、川芎、赤芍等。本品为膏剂，每日1块，烊化分次服。疗程：每30天为1疗程。可进行1~2个疗程治疗。对照组分为二：①综合治疗组：应用中西药、针灸、按摩等综合治疗。②低分子右旋糖酐治疗组：应用低分子右旋糖酐治疗。

三、结　果

诊疗标准：急性期根据国家中医药管理局发布的"中医中风病急症诊疗规范"施行[1]。恢复期及后遗症期根据中华全国中医学会脑病专业委员会脑中风疗效判定标准施行[2]。本组病例治疗总显效率（包括痊愈、显效、有效）占93.52%，其中急性期总显效率为98.15%，恢复期总显效率为94.45%，后遗症期总显效率为77.78%。疗效均优于对照组。见表3。

表3　治疗组与对照组疗效比较

		例数	痊愈	显效	有效	无效
治疗组	急性期	54	28	11	14	1
	恢复期	36	6	6	22	2
	后遗症期	18	6	0	8	4
	合计	108	40	17	44	7
综合组	急性期	57	9	10	28	1
	恢复期	43	9	3	19	12
	后遗症期	25	3	0	5	17
	合计	125	21	13	52	39
低右组		17	0	1	6	10

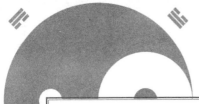

经统计学分析，治疗组与综合组各期总显效率均有显著性差异（$p<0.05$）；急性期两组痊愈率及显效率有高度显著性差异（$p<0.005$）。从总疗效分析，两组总显效率（三期合计）亦有高度显著性差异（$p<0.005$），治疗组与低右组总有效率、痊愈率、显效率均有高度显著性差异（$p<0.001$）。

四、讨　论

甘肃岷县当归以其品质优良著称于世，我科 20 年来，在古方"佛手散"（当归、川芎）的基础上，重用甘肃特产岷当归，治疗心脑疾病自成体系。中风膏治疗脑血管病就属于这个体系的一个方面[3]。中风膏的组成有当归、川芎、赤芍等，特点为重用岷当归，共取养血和血，通络熄风之效。

中风膏的实验研究证明其对血液流变学、对大鼠血小板的聚集与解聚、对机体免疫功能均有广泛的药理作用和良好影响。药理学实验证明中风膏既无急性毒性，也无长期毒性，这与我们的临床研究相符[4]。

参考文献

1.国家中医药管理局.中医内科急症诊疗规范.1990；3 月

2.全国中医学会第二次脑病学术工作会议.1990；8 月.内蒙古扎兰屯

3.夏永潮.佛手散加味治疗疑难病摘要.光明中医.1991；2：26

4.李妍怡等.大剂量岷当归应用的毒副作用临床研究.实用中西医结合杂志 1990；2：109

中风病恢复期及后遗症期证治探讨

自 1984 年 6 月至 1987 年 10 月，对病程一个月以上的中风病 46 例患者进行了辨证治疗，疗效满意，今总结如下。

一、一般资料

本组共 46 例，男 32 例，女 14 例。年龄最小 41 岁，最大 71 岁，平均年龄 58 岁。46 例中，31 例住院治疗；15 例门诊治疗，住院病人平均住院日 48 天，门诊病人平均治疗日数为 49 天。病程最短 30 天，最长 15 年。恢复期患者 24 例（病程 30～179 天），后遗症期患者 22 例（病程 180 天以上）。门诊 15 例病人单独统计，平均病程为 25.97 月，住院病人 31 例单独统计，平均病程为 181.5 天。西医诊断为脑血栓形成 30 例，脑出血 10 例，小脑出血术后 1 例，多发性梗死性痴呆 1 例，脑腔隙卒中 1 例，脑栓塞 3 例。并发高血压 11 例，高心病 4 例，冠心病 5 例，风心病 3 例。

分型标准及疗效评定标准根据 1986 年 6 月全国中国内科学会制定的标准。

二、治疗方法

疗程：1～2 疗程（每个疗程 30 天）。本组按"标准"可归纳入三个证类：

（一）气虚血瘀（39 例）

证为半身不遂，偏身麻木，口眼㖞斜，语言謇涩，口流涎，

医话部分

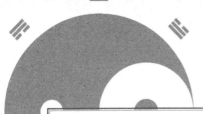

自汗出，心悸便溏，手足肿胀，舌质黯、舌苔薄白或白腻，脉沉细或弦细。治法：益气活血，自拟佛手益气活血汤加减：当归30～100g，川芎、伸筋草各9～15g，黄芪20g，赤芍、水蛭（研末冲服）各9g，甘草5g。随证加减。

（二）风痰瘀血，痹阻脉络（6例）

证为半身不遂，偏身麻木，口眼㖞斜，言语謇涩，头晕眩晕，舌质淡黯、舌苔薄白或白腻，脉弦大或弦滑。治法：平肝熄风化痰通络。自拟佛手二陈汤加减：当归30g，川芎、半夏、茯苓、陈皮、菊花、钩藤各9～12g，甘草5g。随证加减。

（三）阴虚风动（6例）

证为半身不遂，偏身麻木，口眼㖞斜，言语謇涩，烦躁失眠，眩晕耳鸣，手足心热，舌质红绛或黯红、少苔或无苔，脉弦细或弦数。治法：育阴熄风，自拟佛手育阴汤加减：当归30～60g，川芎9g，熟地、白芍、麦冬、元参、菊花、钩藤、麻仁各9～15g，甘草5g。

三、治疗结果

门诊15例，显效2例，有效13例。住院31例，基本痊愈2例，显效5例，有效22例，无效2例，总有效率为93.5%。

四、体　会

我们以古方佛手散为基础，重用岷当归组方治疗中风病急性期病人取得较好疗效（全国中医急症论文选）。在此基础上，我们又有计划地对中风病恢复期及后遗症期病人进行治疗研究，疗效亦为满意。组方中岷当归剂量应大，每剂有达90-100g者，未见不良反应。煎剂剂型加减随意，剂量便于控制，吸收良好。本组患者经辨证治疗数日后，适时更用佛手益气活血汤加减，取效较捷。本方特点，即为重用岷当归组成复方，因人，因证，因时，因地而斟酌加减，灵活运用，共奏益气养血，化瘀通络之功。

中风病合并假性球麻痹 50例的临床观察

自 1986 年 6 月至 1991 年 6 月，应用益气活血法治疗中风病合并假性球麻痹 50 例，取得较好疗效。

一、临床资料

本组中风病合并假性球麻痹者 50 例。男 34 例，女 16 例。年龄最大 80 岁，最小 54 岁，平均年龄 64 岁。住院治疗 41 例，门诊治疗 9 例，平均治疗日数 41 日。病程在 1 个月以内者 5 例，1~6 个月 14 例，6 个月至 1 年 11 例，1~5 年 16 例，5~10 年 2 例，10~15 年 2 例。发病至来我院治疗时间平均为 2 年。本组属后遗症者 31 例，占总例数 62%。全部病例均合并假性球麻痹，表现有不同程度的构音不全和呛咳吞咽困难。前者呈一般表达、命名不能者 16 例，说话成句而表达不全者 11 例，只能说单词词组者 12 例，语言不能或基本不能者 11 例；后者表现为饮食（水）多有呛咳但进食（水）尚较顺利者 16 例，每次饮食（水）多有呛咳而仍可勉强进食（水）者 20 例，饮食（水）不能或极度困难，每次饮食（水）必呛咳甚至需用鼻饲者 14 例。50 例中舌淡红 1 例，红黯 31 例，淡黯 18 例；舌苔白 21 例，白腻 5 例，苔黄 15 例，黄腻 8 例，少苔 1 例。脉弦 20 例，细 12 例，弦细 7 例，沉细 4 例，沉弦 4 例，弦大 2 例，代脉 1 例。

本组病例治疗前均做心电图检查，检查结果心肌供血不足 26 例，左前半阻滞 1 例，完全性右束支传导阻滞 1 例，房颤 1

医话部分

例。32 例做了脑 CT 检查，示有脑梗死 6 例，多发性脑梗死 19 例，脑梗死合并脑萎缩 4 例，脑出血合并脑梗死 1 例，橄榄体脑桥小脑萎缩 2 例。西医诊断为脑血栓形成 9 例，多发性梗死 31 例，腔隙卒中 3 例，脑出血 4 例，脑出血合并脑梗死 1 例，橄榄体脑桥小脑变性 2 例。本组中并发有震颤麻痹 1 例，高血压病 12 例，高血压心脏病 2 例，冠心病 25 例。

二、治疗方法

本组病例的证候特点为半身不遂或四肢瘫痪，偏身或四肢麻木，口舌歪斜，言语謇涩或不能，饮食呛咳不止，口流涎，自汗出，心悸便溏，手足肿胀，或伴记忆衰减，痴呆不明，舌质暗，苔薄白或白腻，脉细或弦。按中医辨证均属气虚血瘀证型，应用益气活血法，以自拟的佛手益气活血汤加减治疗。处方：岷当归 60~100g，川芎 9~15g，黄芪 15g，赤芍 15g，水蛭（研末冲服）9g，伸筋草 15g，白芷 9g，甘草 5g。痴呆者加枸杞子 9g、黄精 20g；痰盛者加胆南星 15g；半夏 15g，茯苓 15g；呛咳重者加白芍 15g，麝香（冲服）0.1g；头晕沉重者加菊花 9g；舌红者加连翘 15g；苔腻者加薏苡仁 15g、砂仁（后下）9g。水煎服，每日 1 剂。30 天为 1 疗程，可进行 1~2 个疗程。

三、治疗结果

本组病例按假性球麻痹的二大主症，构音不全及呛咳吞咽困难，分别判断疗效。我们对构音不全症状的疗效系参照国家中医药管理局批准的《中风病中医诊断疗效评定标准》中有关语言表达项进行判定。该《标准》以语言表达正常为 4 分，一般表达和命名不能为 3 分，说话成句而表达不全为 2 分，只能说单词词组为 1 分，语言不能或基本不能为 0 分。本组病例的疗效判定以治疗后语言恢复正常，打分为 4 分者为痊愈，本组共 17 例

（34%）；语言显著进步，治疗后打分增长 2 分以上（含 2 分）者为显效，本组共 12 例（24%）；语言有进步，治疗后打分增长 1 分者为有效，本组共 20 例（40%）；治疗后语言无进步，打分无增长者为无效，本组仅 1 例（2%）。本组病例对构音不全症状的显效以上率为 58%，总有效率为 98%。

对呛咳吞咽困难症状的疗效判定，我们以治疗后呛咳吞咽困难症状消失者为痊愈，本组共 43 例（86%）；呛咳吞咽困难症状明显好转仅偶有发生者为显效，本组共 4 例（8%）；呛咳吞咽困难症状好转但仍时有发生者为有效，本组共 2 例（4%）；治疗后呛咳吞咽困难症状无进步者为无效，本组共 1 例（2%）。本组病例对呛咳吞咽困难症状的显效以上率为 94%，总有效率为 98%。

四、讨论

假性球麻痹属中风病的常见并发症，属中风范畴。本组 50 例，辨证均为气虚血瘀，夹痰夹湿是最多的兼证。中风至此阶段，均已病程绵长，精气大耗。气不充则不利，导致气滞血瘀，经络阻遏而语謇不畅；气不顺达，上逆则为呛咳。治疗必求其本，补精血之衰耗，化虚邪之壅滞，为本病的治疗重点。佛手益气活血汤是在"佛手散"基础上，重用甘肃特产药材岷当归加减而成。方中当归、川芎、赤芍养血和血，黄芪益气，水蛭化瘀行滞，伸筋草祛风通络，白芷化浊开窍，甘草和诸药。全方攻补兼施，共奏养血和血、化瘀祛浊、通络开窍之功。本组兼证最多者为痰浊，加用南星、二陈类方颇为适宜。呛咳重者，重用白芍并酌加麝香常显桴鼓之效。甘肃岷县所产当归是当归中的上品，据研究含 104 种化学成分。经临床及药理实验证明，岷当归大剂量应用并无毒副作用[1、2]。

假性球麻痹属上运动神经元损害，临床有两大主症，即构音不全和呛咳吞咽困难。本文疗效判定亦按此两大主症进行，两症

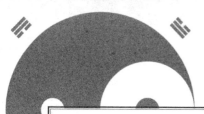

总有效率均达 98%，但究其显效以上之疗效，差别颇大。呛咳吞咽困难症状的显效以上率为 94%，而构音不全者仅为 58%。究其机理我们认为，吞咽动作为本能活动，语言是人类独有的，它与偏瘫病人的手指功能恢复较慢当属于同一机制。

参考文献

1.黄正良等.补脑膏药理作用研究.甘肃中医学院学报 1992；2：27

2.李妍怡等.大剂量岷当归临床应用毒副作用研究.实用中西医结合杂志 1990；2：109

佛手益气活血汤治疗52例中风后遗症疗效观察

自 1987 年 1 月至 1990 年 2 月，应用自制"佛手益气活血汤"加减，对气虚血瘀证中风后遗症 52 例，按计划进行临床治疗观察，疗效满意，今总结如下。

一、临床资料

本组气虚血瘀证类中风后遗症 52 例。男 39 例，女 13 例。年龄最小 43 岁，最大 76 岁，平均年龄 60 岁。住院治疗者 18 例，专科门诊治疗者 34 例。平均治疗日数为 41 天。发病至来我院求治时间：最短半年，最长 15 年。病程：0.5 ~ 1 年者 25 例，1 ~ 2 年者 12 例，2 ~ 5 年者 10 例，5 ~ 8 年者 2 例，8 ~ 11 年者 1 例，11 ~ 15 年者 2 例。

中医辨证 52 例均属气虚血瘀证，其证特点为：半身不遂、偏身麻木、口舌歪斜、言语謇涩、口流涎、自汗出、心悸便溏、手足肿胀、或伴记忆衰减、呆痴不明等。舌质黯、舌苔薄白或白腻，脉沉细或弦细。西医诊断为脑血栓形成后遗症 26 例，多发性脑梗死性痴呆 12 例，脑腔隙卒中 1 例，脑出血后遗症 12 例，小脑出血后遗症 1 例。脑 CT 检查 32 例，诊为脑梗死 16 例，多发性脑梗死 12 例，脑出血 3 例，小脑出血 1 例。心电图表现为左室肥厚者 15 例，心肌供血不全者 17 例，左前半束支传导阻滞者 2 例，陈旧性心肌梗死者 1 例，心房纤颤者 1 例。并发高血压病者 11 例，高血压心脏病者 4 例，冠心病心绞痛者 11 例，陈旧

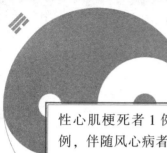

性心肌梗死者 1 例, 假性球麻痹者 8 例, 帕金森氏综合征者 3 例, 伴随风心病者 1 例, 糖尿病者 1 例。

二、治疗方法

本组均属气虚血瘀证中风, 治用益气活血法, 应用自拟 "佛手益气活血汤" 加减治疗: 岷当归 60～120g、川芎 9～20g、黄芪 15g、赤芍 10～15g、水蛭 (研末冲服) 6～9g、甘草 5g。呆痴或智力低下者加黄精 20g、枸杞子 10g、白芷 9g; 肢痛重者加羌活 10g、伸筋草 12g; 头昏眩晕者加菊花 9g、钩藤 (后下) 12g; 目涩胀痛者加茺蔚子 10g; 舌红者加连翘 9g; 苔腻者加薏苡仁 15g、滑石 (包煎) 12g。每 30 天为 1 疗程, 治疗 1～2 个疗程。

三、结　果

疗效评定标准: 根据全国中医学会内科学会制定的中风病中医诊断疗效评定标准 (1986 年 6 月泰安会议鉴定通过)[1]。疗效统计: 本组 52 例, 基本痊愈 6 例占 11.54%, 显效 14 例占 26.92%, 有效 30 例占 57.69%, 无效 2 例占 3.85%。总有效率为 96.15%, 痊愈与显效之和共 20 例, 占 38.46%。

四、讨　论

据 1986 年脑血管病流行病学调查, 我国脑血管病患者达 500 万人, 其中 86.5%留有后遗症[2]。所以对中风后遗症的康复治疗研究, 是当代医学重要课题之一。

本文总结 52 例辨证均为气虚血瘀证类, 笔者临床所见中风后遗症者, 以此类证为多。此类患者的发病机理为: 年高本衰, 精气衰耗, 气虚不畅, 瘀血凝滞, 终致中风偏枯。正气衰减, 病邪稽留不去, 痴愚、语謇、口舌歪斜、半身不遂等症绵绵不去, 则成中风后遗症。故在治疗上, 必须重视扶正, 在此基础上酌加祛邪之品。我院心脑科近 20 年来重用甘肃特产药材岷当归治疗中风病及其他心脏疾病颇获良效。佛手益气活血汤是在中医古方"佛手散"（当归、川芎）的基础上重用岷当归加味而成：当归、川芎、赤芍养血活血，黄芪益气，水蛭善入血分而搜剔伏邪，甘草调和诸药，如此攻补兼用，共奏养血活血、化瘀通络之功。岷当归药量大至 60-120g，经临床研究未发现对血液、消化、肝、肾、心、神经系统有不良作用。少数有便溏者，略加燥湿健脾之品即可制止[3]。

甘肃岷县当归，经研究含有 104 种化学成分，是国内外当归中的上品，新发现的成分如新当归内脂、卜瑞费尔定甲素、藁苯内脂等均具有广泛的药理作用。具有解痉止痛、镇静安神、抗辐射、增强机体免疫力、增强机体对缺氧的耐受力、促进造血、抗凝解聚等作用[4]。据我们的初步经验，单味当归应用疗效逊于复方的疗效，这一课题，尚有待深入研究。

参考文献

1.王永炎执笔.中风病中医诊断、疗效评定标准。中华全国中医学会内科学会召开的"标准"鉴定会通过，1986 年 6 月，泰安

2.陈可冀等.脑血管病的治疗.中西医结合杂志 1990：10（6）：327

3.李妍怡等.大剂量岷当归临床应用毒副作用研究.实用中西医结合杂志 1990：2：109

4.段志兴等.岷县当归化学成分的研究. 甘肃药学 1989：1：3

医话部分

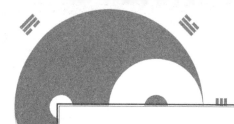

补脑膏治疗血管性痴呆70例

血管性痴呆（vascular dementia，VD）是因脑血管疾病所致的智力和认知功能障碍的临床综合征，是我国老年性痴呆的主要组成部分，占其62%。目前，国内外对 VD 的治疗尚无特效药物，因此，研发有效治疗 VD 的药物具有重要的现实意义。切实改善血管性痴呆患者的脑组织供血，保证其对氧代谢的需求，是治疗 VD 的关键环节；同时，还应从抗兴奋性氨基酸毒性作用、抗自由基损伤、抗钙超载、抗炎和抗细胞凋亡等多个环节进行干预。

采用补脑膏治疗 VD70 例，获得较好疗效，总结报道如下。

一、一般资料

110 例观察病例均为本院脑病科门诊和住院的 VD 患者，用随机数字表法将其分为治疗组和对照组。治疗组 70 例，男 41 例，女 29 例；年龄 45～80 岁，平均（65.4±6.3）岁；受教育时间 7～15 年，平均（11.2±4.4）年；脑血管病病程 0.5～10 年，平均（3.2±2.7）年；中风次数 1～3 次，平均（1.5±0.5）次；多发梗死 41 例，单一梗死 9 例；脑出血 15 例，脑白质疏松 5 例；基线 MMSE 分值为 10～28 分，平均（19.42±5.31）分；基线 ADL 分值为 21～78 分，平均（47.41±6.96）分。对照组 40 例，男 26 例，女 14 例；年龄 48～80 岁，平均（64.2±6.8）岁；受教育时间 6～12 年，平均（10.7±4.2）年；脑血管病病程

夏永潮医案医话集

0.5～7 年，平均（2.8±2.1）年；中风次数 1～2 次，平均（1.5±10.2）次；多发梗死 24 例，单一梗死 4 例；脑出血 6 例，脑白质疏松 6 例；基线 MMSE 分值为 12～28 分，平均（18.27±4.64）分；基线 ADL 分值为 19～80 分，平均（48.24±7.13）分。两组患者一般资料对比，差别无统计学意义（$p>0.05$），具有可比性。

二、诊断标准

1.痴呆诊断标准

参照美国神经病学会《精神疾病诊断和统计手册》第 4 版（DSM–IV）痴呆的诊断标准[1]。①认知功能障碍表现在以下两方面：记忆障碍，以及认知功能损害至少具备失语、失用、失认、抽象思维或判断力损害中 1 项；②上述两类认知功能障碍明显干扰了患者的工作和社交活动，或与个人以往相比明显减退；③不只是发生在谵妄的病程之中；④上述损害不能用其他的精神及情感性疾病（如抑郁症、精神分裂症等）来解释。

痴呆程度判定参照临床痴呆评定表[2]，即：CDR=0.5 为可疑痴呆，CDR=1.0 为轻度痴呆，CDR=2.0 为中度痴呆，CDR=3.0 为重度痴呆。

2.血管性痴呆诊断标准

参照美国国立神经系统疾病和卒中研究所与瑞士神经科学研究国际协会（NINDS–AIREN）制定的血管性痴呆诊断标准[3]。①痴呆；②有脑血管病的证据（CT 或 MRI 证实有多发性脑梗死、腔隙性脑梗死、重要部位的单一脑梗死、广泛的白质病变或脑血流低灌注等，局灶性体征）；③上述两种损害有明显的因果关系（在明确的脑卒中后 3 个月内出现痴呆，突然出现认知功能减退，或波动样、阶梯样进行性认知功能损害）。

医话部分

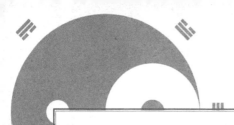

三、试验病例标准

1.纳入病例标准

①符合血管性痴呆 NINDS-AIREN 诊断标准者；②痴呆发病在卒中 3 个月以内出现，发病持续 3 个月以上者；③Hachinski 缺血量表评分（HIS）[4]≥7 分；④痴呆程度为轻度（CDR =1.0）或中度（CDR=2.0）。

2.排除病例标准

①HIS<7 分者；②血管性痴呆重度（CDR=3.0）和可疑血管性痴呆（CDR=0.5）者；③大量脑出血或大面积皮质区梗死后出现的痴呆；④伴有严重的神经功能缺损者，如各种失语、失认等；⑤合并有心、脑、肝、肾和造血系统等严重原发疾病者；⑥诊断明确的抑郁症或其他精神疾病者；⑦其他各种痴呆；⑧未按规定服药，无法判断疗效或安全性者。

四、治疗方法

治疗前 2 周开始停服一切促智药物和其他治疗本病的药物直至疗程结束。治疗组给予补脑膏（由本院制剂室提供，每块 10g，院内制剂批准文号：甘卫普制字[2000]383-04），烊化口服，1 块 / 次，2 次 /d。对照组给予银杏叶片（舒血宁，由江苏扬子江药业集团公司生产，40mg/ 片，生产批号 01120-1,040130-1），2 片 / 次，3 次 /d，口服。两组均以 90d 为 1 个疗程，1 个疗程后观察疗效。

五、观察指标和监测方法

①治疗前后分别采用简易智能状态检查量表（MMSE）[3]和日常生活活动量表（ADL）[5]对认知功能和行为能力进行评估，对比治疗 3 个月前后的观察结果，测评固定由同一位医师完成；

②通过一般体格检查、血常规、尿常规、便常规、心电图检查、肝功能和肾功能检查等观测药物安全性，同时记录药物副作用。

六、疗效判定标准

以 ADL-Barthel 指数积分分级标准及 MMSE 综合评定。①日常生活活动能力评价（ADL），总积分 0-20 分为完全依赖；21-61 分为严重依赖；62-90 分为中度依赖；91-99 分为轻度依赖；100 分为生活独立。行为能力疗效判定采用尼莫地平法计算公式[6]：[(治疗前积分—治疗后积分)÷治疗前积分]×100%，以百分数表示。评定标准：基本控制≥85%，显效≥30%，有效≥10%，无效<10%。②认知能力评定采用简易精神状态评定量表（MMSE），有 30 个项目，正确回答或完成 1 项记 1 分，30 项的得分相加即为总积分。认知功能疗效判定采用尼莫地平法计算公式：[(治疗后积分—治疗前积分)÷治疗前积分]×100%，以百分数表示。评定标准：基本控制为接近满分（≥28 分），显效≥20%，有效≥12%，无效<12%。

七、统计学方法

采用 SPSS11.0 统计分析软件处理。计量资料数据以均数（X）±标准差（S）表示，组间比较采用 t 检验；等级资料采用 Ridit 分析。

八、结果

1.两组治疗前后认知功能疗效对比

见表 1。两组对比，经 Ridit 分析，u=2.22，p<0.05，差别有统计学意义。

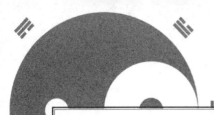

表 1   两组治疗前后认知功能疗效对比（例）

组别	例数	基本控制	显效	有效	无效	有效率(%)
治疗组	70	8	16	28	18	74.29
对照组	38	2	6	11	19	50.00

2.两组治疗前后行为能力疗效对比

见表 2。两组对比，经 Ridit 分析，u=2.54，p<0.05，差别有统计学意义。

表 2   两组治疗前后行为能力疗效对比（例）

组别	例数	基本控制	显效	有效	无效	有效率(%)
治疗组	70	7	16	28	19	72.86
对照组	38	2	4	12	20	47.37

3.两组认知功能积分、行为能力积分比较

见表 3。

表 3   两组治疗前后对 MMSE、ADL 积分对比（分，$\bar{X} \pm S$）

组别	例数		MMSE 积分	ADL 积分
治疗组	70	治疗前	19.42±5.31	47.41±6.86
		治疗后	24.41±5.94** #	40.16±5.65** #
对照组	38	治疗前	18.27±4.34	48.24±7.13
		治疗后	21.85±5.03**	43.21±6.82**

注：与同组治疗前对比，**p<0.01；与对照组治疗后对比，#p<0.05。

4.不良反应

治疗组患者在用药期间 3 例出现腹泻，未予治疗自行痊愈，无其他不良反应。对照组有 6 例出现不同程度上腹不适和食欲减退，2 例停药。

九、讨论

VD 的临床类型有[7]：多发生梗死性痴呆（MID，最常见的类型，占 VD 的 39.4%），单发重要部位梗死的痴呆，低灌流性痴呆，小血管病变引起的痴呆，出血性痴呆，混合性痴呆。VD 发病的分子机制包括[8]：兴奋性氨基酸（EAA）毒性作用，梗死周围去极化（PID），炎性反应，细胞凋亡。尽管银杏叶提取物（GBE）的活性和作用机制还不很清楚，但目前认为它可扩张动脉和毛细血管，改善脑循环，清除自由基，保护脑细胞。在一项为期 52 周的随机、双盲、安慰剂对照、平行分组的多中心研究中[9]，309 例轻至中度 AD 或 MID 患者被随机指定用银杏叶制剂或安慰剂治疗，银杏叶制剂组疗效优于安慰组，而且能持续改善患者的认知社会功能长达 6 个月至 1 年。

VD 属中医学"呆病"、"健忘"、"痴呆"等范畴。古代医家早就认识到此病与肾关系密切。近代研究表明本病患者中以肾虚、瘀血阻窍最为多见[10-13]。因此，补肾益髓、化瘀通络是中医治疗 VD 的主要方法[14]。现代药理学研究表明，补肾药物有提高超氧化物歧化酶活性、清除自由基、抗氧化、降脂和抗血栓等作用，活血药物可抗血小板聚集、扩张血管、增强血流量及抗自由基损伤。这与现代医学采用西药治疗 VD 的清除自由基、抗氧化、降低血黏度和保护脑组织等机制相符合。可见补肾活血法是从多环节改善 VD 的病理状态，促进神经功能恢复[15]。

补脑膏是在古方"佛手散"的基础上，重用甘肃特产药材岷当归，配伍川芎、赤芍、黄芪、仙茅、淫羊藿、龟甲、甘草等中药而成，具有养血活血、补益肝肾、化瘀通络之效。补脑膏的药效学实验结果显示[16]：补脑膏能改善血液流变性，增加微循环内血液与组织间的物质交换面积，保证大脑的血液供应；还有抗炎、抗变态反应作用。补脑膏的组方特点是重用当归，而当归可抑制细胞凋亡，因其能促进脑缺血损伤后神经生长和修复相关蛋白 cyclinD1 和 GAP-43 的表达，从而减少细胞凋亡的发生[17]；还可能通过促进 Bcl-2 在脑缺血后的表达对半暗带的细胞凋亡产生

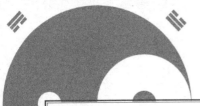

抑制作用[18]。由此可见补脑膏可从多个环节干预 VD 的发病机制，为补脑膏临床治疗 VD 提供了理论依据。

在血管性痴呆的诊断与评估中，ADL，MMSE 量表是国际公认的评定痴呆病情的依据之一。其中 MMSE 反映患者的定向力、记忆力、注意力、语言理解能力、判断能力等总体认知功能，而 ADL 量表评价患者日常独立生活能力。本临床研究表明，补脑膏在对认知功能和日常行为能力的改善方面与银杏叶片对比，优于对照组（$p<0.05$），补脑膏对 MMSE，ADL 积分的改善亦明显优于银杏叶片，且未见明显副作用，说明中药补脑膏对 VD 有确切疗效，可以提高患者的生存质量。

参考文献

1.Baldereschi M.Cross–national interrater–agreement on the clinical diagnostic–criteria for dementia [J].Neurology，1994,44（2）：239–242.

2.Morris JC. The clinical dementia rating（CDR）:current version and scoring rules [J].Neurology, 1994，44（10）：1983–1984.

3.Roman GC,Tatemichi TK,Erkinjuntti T,et al. Vascular de–mentia diagnostic ceiteria for research studies:Report of the NINDS–AIREN International Workshop[J].Neurology, 1993,43（2）:250–260.

4.Gold G,Giannalopoulos P, Montes–Paixao JC，at al. Sensitivity and specificity of newly proposed clinical criteria for possible vascular dementia[J].Neurology, 1997，49（3）：690–694.

5.卓大宏.中国康复医学[M].北京:华夏出版社，1990：144.

6.中华人民共和国卫生部.中药新药临床研究指导原则[M].下集.1995:206–209

7. Brien TJ,Erkinjuntti, Reisbeng B，et al. Vascular cogni–tive impairme [J].Lancet Neurol，2003，2（2）：89–98.

8.廖维靖，Frank WUD.脑缺血损伤的病理生理机制—损伤级联反应[J]国外医学·脑血管疾病分册，1998，4（6）：197-202.

9.Le Bars PL,Katz MM，Berman N，et al.A placebo-con-trolled, double-blind, randomized trial of an extract of Gink- go biloba for dementia. North American EGb Study Group[J].JAMA ，1997，278（16）：1327-1332.

10.翟秀玲.补肾益气活血汤治疗脑血管性痴呆32例[J].山东中医杂志，1992，11（6）：12-13.

11.谢颖祯、张允岭、梅建勋、等.血管性痴呆的证候观察分析[J].北京中医药大学学报，1999，22（2）：37-39.

12.陈光.补肾化瘀通络治疗血管性痴呆的32例临床观察[J]北京中医，2002,21（1）:7-10.

13.赵素萍，赵维洪.化呆益智汤治疗血管性痴呆37例[J].山西中医，2001,17（1），24-26.

14.杨丽华、马春、杨戈.血管性痴呆的中医研究进展[J].中国老年学杂志，2006,26（7）；1012-1013.

15.刘玲玲、张博、吕素君.肾虚血瘀在血管性痴呆中的地位及意义[J].河北中医，2006,28（1）:77-78.

16.黄正良、崔祝梅、任远、等.补脑膏药理作用研究[J].甘肃中医学院学报，1992,9（2）:27.

17.杨静薇、欧阳静萍、廖维靖、等.当归对大鼠局灶性脑缺血损伤保护作用的研究[J].中国病理生理杂志，2000，16（10）：1001.

18.杨静薇、田峻、邹凡、等.当归对大鼠局灶性缺血脑组织细胞凋亡的作用[J].武汉大学学报（医学版），2004，25（1）：4-6.

医话部分

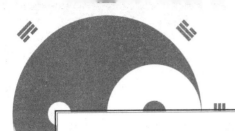

补脑膏治疗橄榄脑桥小脑萎缩

自 1900 年 Dejerine 氏和 Thomas 氏首次报告本病以来，国内外陆续有病例报告，至于治疗则很少提及。我们应用自制"补脑膏"治疗久经各家治疗不效的 3 例患者，均获显著疗效，今报告如下，以资参考。

【例 1】　梁某，男，40 岁，干部。于 1991 年 5 月 10 日入院。自诉 1987 年夏开始，无任何诱因自觉走路不稳，舌根发硬，语言不流利，时有摔跤现象，伴有小便失禁。经某院作脑 CT 检查，诊为橄榄脑桥小脑萎缩。曾 3 次住院，经中西医药规律治疗，病情逐渐加重。刻下饮食发呛，语言欠清，走路不稳，不能自己上下楼，小便频而失禁。舌红、苔白腻，脉沉细。检查：神志清楚，步态不稳，左右摇摆，不能行直路，步态基底加宽，指鼻试验不准，Romberg 氏征（+）。语言謇涩，软腭及舌体均有震颤，饮食发呛。四肢肌力 4 级，肌张力低，腱反射适中，未引出病理反射，感觉系统检查未发现异常。西医诊断为橄榄脑桥小脑萎缩。中医证属痿证。气血不足，肝肾亏虚。治宜益气血，补肝肾。应用自制补脑膏治疗，每日 2 块，烊化，分次服。服药 15 天病情开始好转，走路较前平稳，可自行上楼 4～5 级楼梯。服药 30 天走路不稳更明显好转，可以独立上 1 层楼，饮食已不呛，小便能自控。服药 50 天，讲话较前流利，吐字较清楚，走路较稳，可独立上 5 层楼。继续服药至 100 天时，言语清晰，可自由上下楼，共济运动显著好转出院。

【例2】　郝某，男，47岁，工人，于1991年6月4日入院。家属代诉：1989年春开始，无任何诱因自觉四肢无力，走路不稳，起立时眩晕发作，时有晕厥。脑CT检查诊为橄榄脑桥小脑变性。曾住院3次，经中西医药治疗未显疗效，且逐渐加重。智力减退，饮食发呛，语言不利，阳痿，不能独立行走等。于20天前小便潴留，作膀胱造瘘术，引流排尿。舌淡、苔黄，脉沉弦。检查：神志尚清，呆滞无神，智力差，计算力差。步态蹒跚，不能独立行走，基底宽。指鼻试验不准，Romberg氏征（+）。语言謇涩不清，四肢肌力3级，四肢肌张力高，右侧显著，右侧膝跟腱反射亢进，双侧Babinski氏征（+）。无感觉障碍。腹部可见膀胱造瘘伤口及引流管。西医诊为橄榄脑桥小脑萎缩。中医证属痿证。气血亏虚，肝肾不足。治宜补益气血，滋养肝肾。治疗用自制补脑膏，每日2块，烊化，分次服。服药15天，可自己扶栏上下1层楼，走路略显平稳。服药30天，智力有进步，计算基本正确，但回答缓慢，语言较前清楚。可独立行走300米。服药60天，上证明显好转，可连续行走40分钟，行路已平稳。服药120天，语言清楚，发呛症状基本消失，行路较平稳，获得显著好转。但尿管仍保存，未能去除。

【例3】　魏某，女，60岁，于1990年1月17日入院。自诉于3年前开始行路不稳，向右侧倾斜，时有摔倒现象。曾住他院2次，作脑CT检查，诊为橄榄脑桥小脑萎缩，经中西药治疗未效，病情逐渐加重，不能独立行走，且伴大小便失禁，遂来院求治。检查：神志清楚，扶之站立不稳，指鼻试验不准，Romberg氏征（+）。有水平眼震，四肢肌力3级，四肢腱反射亢进，双侧Babinski氏征（±），无感觉障碍，舌红黯，脉细。西医诊为橄榄脑桥小脑萎缩。中医证属痿证。气血不足，肝肾亏虚。治宜补益气血，滋养肝肾。应用自制补脑膏治疗，每日2块，烊化，分次服。服药15天，精神好转，大小便可以控制。

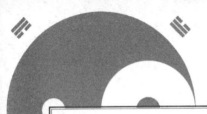

服药 30 天，逐渐可以自己行走，但不稳，获显著好转出院。出院后继续服药，可以自己缓慢行路。

讨论：橄榄脑桥小脑萎缩可分为家族性及散发性二类，即有家族遗传史者称为 Menzel 型，散发病例称为 Dejerine–Thomas 型，本文报告 3 例，均属后者。本病临床特点为：中年后发生进行性小脑性共济失调，或伴有语言欠清，眼震，吞咽困难，锥体系及锥体外系症状，痴呆，直立性低血压，阳痿，大小便失禁等。脑 CT 的应用提高了诊断率。病理变化主要是小脑半球、蚓部、脑桥腹侧和下橄榄体的神经节细胞萎缩。亦可累及脑干神经核或大脑皮质、脊髓等部位。本病病因不明：病毒感染、基因缺陷、生化异常等学说均有支持者。

本文 3 例，均经各医院收住院，经过规律中西医药治疗的患者，病情加剧，经我科治疗取得显效，虽未达到痊愈水平，但在文献报告中，也是罕见的。补脑膏系我们自制药物，是甘肃省卫生厅科研课题，以重用甘肃特产药材岷当归为特点，以岷当归、川芎、赤芍等为主药，辅加滋补肝肾之品，共取养血和血、化瘀通络、益肾补髓之功。我们应用补脑膏治疗脑脊髓炎后遗症、脑外伤后遗症、脑性瘫痪、弱智儿童等都获得了明确的疗效。

补脑膏治疗小儿智力
低下的临床研究

我科接受甘肃省卫生厅科研课题："补脑膏治疗脑损害及弱智儿童临床研究"（1989.1～1992.12），历经 5 年之久，临床及实验研究已全部完成。"补脑膏治疗小儿智力低下的临床研究"是其中一个分题，其他各部分将另文总结。5 年来我们应用补脑膏治疗小儿智力低下共 75 例（其中 69 例合并脑瘫），设对照组进行研究，治疗组取得良好疗效，今报道如下。

一、临床资料

1.一般资料：补脑膏治疗小儿智力低下治疗组 75 例，对照组 58 例，共 113 例。治疗组 75 例，在门诊治疗 52 例，住院治疗 23 例。对照组 58 例，均在兰州市儿童福利院进行。治疗组男 45 例，女 30 例；治疗组最大年龄 14 岁，最小 4 个月。平均年龄 5.8 岁。治疗组年龄分布：0~3 岁 28 例，4~6.5 岁 17 例，6.5 岁以上 30 例。治疗组按智商（用 IQ 表示，3 岁以下称发育商，用 DQ 表示）测定分度：轻度（IQ55~69）18 例，中度（IQ40~54）16 例，重度（IQ25~39）20 例，极重度（IQ<24）15 例，边缘型（IQ70~79）6 例。

对照组 58 例，男 29 例，女 29 例，对照组最大年龄 14 岁，最小 1 岁，平均年龄 5.9 岁。对照组年龄分布：0~3 岁 13 例，4~6.5 岁 20 例，6.5 岁以上 25 例。对照组按智商测定分度：轻度 8 例，重度 9 例，极重度 25 例，边缘型 5 例。

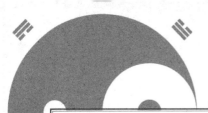

2.脑 CT 检查：治疗组共作 CT 者 26 例。示脑萎缩者 12 例，低密度软化灶者 5 例，蛛网膜囊肿者 2 例，高密度阴影者 1 例，小脑萎缩者 2 例，正常者 4 例。

对照组：未做头颅 CT。

3.脑电图：治疗组共 16 例作了脑电图检查，轻度异常者 3 例，中度异常者 7 例，高度异常者 6 例。对照组：未做脑电图。

4.并发症及伴随疾病：治疗组：合并脑瘫 69 例，癫痫大发作 17 例，癫痫小发作 2 例，肌阵挛性发作 6 例，多动症 6 例，先天性心脏病 1 例。对照组：合并脑瘫 24 例，癫痫小发作 1 例，肌阵挛性发作 2 例，先天性唇腭裂 4 例，先天性心脏病 1 例。

5.病因分析：根据家属提供资料分析：治疗组：早产者 15 例，围产期窒息（包括难产、产钳、羊水吸入等）者 23 例，剖腹产者 3 例，核黄疸后遗症 3 例，母亲于妊娠前 3 个月有先兆流产者 1 例，围产期有严重感染史者 3 例，病因不明者 27 例。对照组因患儿属于福利院收养儿童，故病因不清。

二、治疗方法

1.服药：治疗组单纯服用补脑膏（含岷当归、川芎、赤芍等）治疗，不配合其他治疗方法，也没有进行计划性的家庭教育训练。补脑膏服用药量：3 岁以下，每日 0.5~1 块，3~6 岁每日服用 1 块，6 岁以上，每日服用 1~2 块。

对照组：服用脑复康治疗。治疗剂量：5 岁以下，每日 0.8~1.2g，5~10 岁每日 1.8g，10 岁以上每日 2.4g。部分病人配合了针灸、按摩、计划训练等治疗方法。

2.疗程：补脑膏治疗组，每 2 个月为 1 疗程，能完成 0.5 个疗程（服药 1 个月）即进行总结，75 例中完成 0.5 个疗程者 24 例，完成 1 个疗程者 25 例，完成 1.5 个疗程者 14 例，完成 2 个疗程者 9 例，完成 3 个疗程者 3 例。对照组：2 个月为 1 个疗程，58 例患儿均完成 1.5 个疗程。

疗程日期的确定：应用补脑膏治疗小儿智力低下，一般服药 10～15 日即可出现疗效，1 个月时疗效已经明显，2 个月时大部分病例已获较佳效果，故确定 2 个月为 1 疗程。完成 0.5 个疗程者即可以总结。一些重症病例，在 1 个疗程效果尚不满意时，可进行第二个或第三个疗程，部分难治病例可获得疗效或使疗效提高，我们主张以 2 个疗程治疗为推荐治疗疗程。

三、结 果

1.智力低下的诊断标准：①智力明显低于平均水平，智商（或发育商）低于人群均值减去 2 个标准差以下，即 IQ <70 以下。现国际上规定一个标准差为 15 （SD=15）。②适应行为缺陷：主要指个人生活和履行社会职责有明显缺陷。③必须在发育年龄，一般指 18 岁以下[1, 2]。本文治疗组及对照组病例均符合以上三项要求。

2.智力测试方法及疗效评定标准：①盖泽尔（Gesell）发育量表：本研究组 4 周至 3 岁小儿应用此方法测定。②韦克斯勒学前及幼小儿智能量表（小韦氏法、WPPSI）测试 4～6.5 岁病例。③韦克斯勒儿童智力量表（大韦氏法、WISC-R）测试 6.5～16 岁病例。

治疗组及对照组在治疗前，均进行智测，服药 0.5～1 个疗程复查智测。智测有专人（本研究组有 2 人）负责。

智商提高 15 （含 15）以上为显效，提高 10～14 （含 10）为好转，提高 5～9 （含 5）为有效，智商提高低于 5 或无变化为无效。

3.治疗组及对照组疗效和病情分度的关系见表 1、表 2。

治疗组无效 9 例，无效率为 12%，显效 27 例占 36%，好转有效共 39 例占 52%，总有效率为 88%。

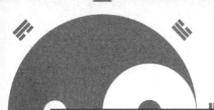

对照组无效 41 例，无效率为 70.69%，显效 6 例占 10.34%，好转有效共 11 例占 18.87%，总有效率为 29.31%。

4.治疗组与对照组疗效比较见表 3

表 1　治疗组疗效和病情分度的关系

	显效	好转	有效	无效	例数(%)
轻度(IQ55~69)	6	7	5		18(24)
中度(IQ40~54)	7	3	6		16(21.33)
重度(IQ25~39)	6	4	6	4	20(26.67)
极重度(IQ<24)	5	2	4	4	45(20)
边缘型(IQ70~79)	3	1	1	1	6(8)
总计(%)	27(36)	17(22.67)	22(29.33)	9(12)	75(100)

表 2　对照组疗效和病情分度的关系

	显效	好转	有效	无效	例数(%)
轻度(IQ55~69)	2			6	8(13.79)
中度(IQ40~54)	2	2	1	6	11(18.97)
重度(IQ25~39)	1	3	1	4	9(15.52)
极重度(IQ<24)			1	24	25(43.10)
边缘型(IQ70~79)	1	2	1	1	5(8.62)
总计(%)	6(10.34)	7(12.07)	4(6.90)	41(70.69)	58(100)

表 3　治疗组与对照组疗效对比

组别	例数	显效(%)	好转(%)	有效(%)	无效(%)	总有效率(%)
治疗组	75	27(36.00)	17(22.67)	22(29.33)	9(12.00)	66(88.00)
对照组	58	6(10.34)	7(12.07)	4(6.90)	41(70.69)	17(29.31)

经统计学处理，两组总有效率及显效率均有高度显著性差异（$p<0.005$）。

5.治疗组与对照组疗效、95%可信限及显著性测定见表 4。

表4 治疗组与对照组疗效、95%可信限及显著性测定

	总有效率(%)	好转率(%)	显效率(%)
总计	88.0 80.5~95.5 X^2> 10.38	58.70 47.4~70.0 X^2> 10.83	36.0 24.9~47.1 X^2> 10.83
	(29.3 17.3~41.3) *p< 0.001	(22.4 11.4~33.4 *p< 0.001	(10.3 2.3~18.3)*p< 0.001
边缘型	88.3 36~100	66.7 22~96	50.0 12~88
	(80.0 28~99) *p>0.05	(60.0 15~95) *p> 0.05	(20.0 1~72)*p>0.05
轻度	100.0 81.0~100	72.2 46.0~90.0	33.3 17.0~64.0
	(25.0 3.0~65.0)*p< 0.001	(25.0 3~65.0) *p<0.05	(25.0 3.0~65.0)*p> 0.05
中度	100.0 79.0~100	62.5 35~84	43.8 30~80
	(45.5 17~77) *p< 0.01	(25.0 3~65.0) *p<0.05	(18.2 2~52) *p>0.05
重度加	77.1 60~90	48.6 31~66	31.4 17~49
极重度	(17.6 7~35) *p<0.01	(11.8 3~28) *p<0.001	(2.9 0~15)*p<0.001

注：括号内为对照组疗效和95%可信限，显著性测定用 X^2 测定，* 者为四格表确切概率检验。

经统计学处理，总有效率、好转率、显效率有高度显著性差异（p<0.001）；重度加极重度组总有效率、好转率、显效率也有高度显著性差异（p<0.01，p<0.001）；轻度与中度组总有效率有显著性差异（p<0.001，p<0.01），好转有统计学意义（p<0.05）。

6.随访情况 75 例治疗组病人，能完成 3 个月至 4 年间随访者 50 例，智力均显示稳定或继续进步，无一例恶化者。

四、讨 论

经过多学科的合作，近年来国内外对小儿智力低下（MR）

的研究，不论理论上或临床方面均有一定提高。重视这方面研究的根据是发病众多，危害人类。据美国1973年统计，智力低下占总人口3%，其中轻度者为2.5%，中重度者为0.5%。在我国轻型介于0.5%～2.7%，重型介于0.3%～1.1%之间[3]。在我国临床方面的研究近年来也取得了进步，不论从中医药、西医药学及进行早期家庭干预方面，学者们进行了有益的探讨[4][5][6]。

小儿智力低下属中医"五软"、"五迟"、"胎弱"、"胎怯"、"白痴"范畴。多由先天禀赋不足，早产、难产或后天失养所致。治疗以补髓养肾为大法，常显示一定疗效。补脑膏属我科所创建的"中医佛手治疗体系"中的一个方剂，本方剂特点是在古方"佛手散"（当归、川芎）的基础上，重用甘肃特产药材岷当归、加赤芍等制成，共取益智醒神、滋肾补髓之效。

本研究是在课题组严密监察下进行，临床、智测、对照组、实验研究均有专人负责。补脑膏为纯中药制剂，本治疗组只服补脑膏一种药物，不配合其他中西药、物理治疗、针灸、按摩等，也不进行有计划的训练干预。本治疗组75例病人大都经他院中西药治疗，收效低微或无效，经本治疗取得较为良好的疗效，本治疗组疗效与对照组相比，有高度显著性差异。例如患儿李某，男，6岁，于1992年6月16日住院治疗，诊为弱智，脑瘫。表现痴呆、不能言语、傻笑、二便失禁、不会坐、不能站、四肢痉挛性瘫痪，肌力Ⅰ级，经服补脑膏两个多月治疗，诸症大好，已能讲话，会叫"爸爸、妈妈""我不要你""我饱了"，会学猪叫鸡叫，大小便已能控制，扶之能行50～60米。智测评定为显效。药理实验表明，补脑膏能明显降低血液和血浆黏度、缩短红细胞电泳时间，对ADP诱导的大鼠血小板聚集有非常显著抑制作用，对ADP已聚集的血小板有非常明显的解聚作用；能明显地增加集合毛细血管管径，增加微细血管开放数，明显延长肾上腺素引起血管收缩的潜伏期，对抗肾上腺素引起微细血管闭合；

可明显增加麻醉犬脑血流量；促进胸腺萎缩，使小鼠血清中凝集素和溶血素含量显著上升。对 DNCB 激发的迟发型变态反应有显著的抑制作用，使外周血中 NBT 阳性嗜中性粒细胞百分比显著提高，对淋巴细胞 ANAE 染色反应无明显影响。上述结果提示，补脑膏在临床治疗多种原因所致脑损害有显著疗效，可能与本品有改善血液流变性，增加微循环内血液与组织细胞间的物质交换面积，保证脑的血流供应有关。由于本品对脑循环有高度选择性，从而提供了补脑膏益智醒神疏通脑络的理论根据。此外，对机体免疫功能的影响，补脑膏具有双向调节作用，一方面能促进免疫球蛋白的合成，提高血清抗体水平；增加吞噬细胞活性，有利于炎症的局限化及吸收。另一方面又有抑制细胞免疫、抗炎、抗变态反应，这对增进机体的抗病能力和机体的康复具有非常重大意义。至于补脑膏治疗小儿智力低下的更深入机制研究，比如从神经细胞的病理生理、生物化学、电生理学、分子生物学等角度进行研究，是近代神经精神病学上的尖端课题，有待学者继续深入研究。

对补脑膏进行急性毒性及长期毒性实验，并对动物的心、肝、脾、肾、肾上腺、脑等脏器进行组织病理学检查，未发现有毒性反应变化[7]。

补脑膏除对小儿智力低下具有良好疗效外，且对脑外伤性神经损害、脑炎脑膜炎后遗症、动脉硬化性脑损害、运动神经元疾病等，也均示良好的疗效。本品曾使昏迷 1 个月至 10 个月 4 例处于"植物人"状态的患者恢复了神志。

本品疗效高、毒性小、安全范围大，显示了良好地开发远景。

参考文献

1.郭宝征.儿童智能低下的优生咨询. 优生与遗传，1988，1：111

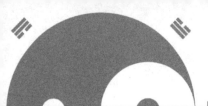

2.张致祥.智力低下的流行病学.优生与遗传，1988，1：1

3.朱畅宁.智力低下概述．优生与遗传，1988，1：27

4.郭少铃.智能低下儿童治疗问题的探讨.优生与遗传，1988，1：45

5.钱大宇.儿童智力低下的中医治疗近况与展望.中医杂志，1990，7：53

6.张家键，等.对智力低下婴幼儿进行早期家庭干预的探讨.中华儿科杂志，1992，6：333

7.黄正良，等.补脑膏药理作用研究.甘肃中医学院学报，1992，2：27

补脑膏治疗小儿智力低下85例

1991年1月至2002年9月，采用补脑膏治疗小儿智力低下85例取得较好疗效，现报道如下。

一、临床资料

1.一般情况：治疗组85例，男51例，女34例，年龄最小4个月，最大14岁，平均5.8岁；对照组71例，男41例，女30例，年龄最小1岁，最大14岁，平均5.9岁。治疗组为本院门诊及住院患儿，对照组为兰州儿童福利院患儿。

2.诊断标准

（1）智力测试法：4周至3岁应用盖泽尔（Gesel1）发育量表；4~6.5岁应用韦克斯勒学前及小儿智能量表（小韦氏法，WPPSI）；6.5~16岁应用韦克斯勒学龄儿童智力量表（大韦氏法，WISC–R）。

（2）智力低下的诊断标准：①智力明显低于平均水平，智商（或发育商）低于人群均值减去2个标准差以下，即IQ<70以下。现国际上规定一个标准差为15（S=15）；②适应行为缺陷：主要指个人生活和履行社会职责有明显缺陷；③必须在发育年龄，一般指18岁以下[1-2]。本文治疗组及对照组均符合以上3项要求。

3.病情程度

按智商（用IQ表示，3岁以下称发育商，用DQ表示）测定分度。治疗组：轻度（IQ为55~69）20例，中度（IQ为40~54）18例，重度（IQ为25~39）23例，极重度（IQ<24）16例，边

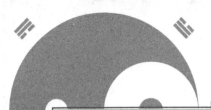

缘型（IQ为70～79）8例；对照组：轻度16例，中度15例，重度9例，极重度25例，边缘型6例。

4.脑CT检查

治疗组共做CT32例，示脑萎缩者17例，低密度软化灶者8例，蛛网膜囊肿者2例，正常者4例；对照组未做头颅CT。

5.并发症及伴随症状

治疗组：合并脑瘫78例；癫痫25例，其中全面性强直——阵挛发作16例，强直性发作7例，失神小发作2例，多动症6例。对照组合并脑瘫58例；癫痫16例，其中全面性强直——阵挛发作10例，强直性发作5例，失神小发作1例。

二、治疗方法

治疗组单纯服用补脑膏（含岷当归、川芎、赤芍等，本院制剂）治疗。3岁以下每日0.5～1块，3～6岁每日1块，6岁以上每日1～2块，分2次口服。2个月为1个疗程。对照组服用脑复康治疗，并配合针灸、按摩、计划训练。

三、结　果

疗效评定标准：智商提高15分以上为显效，提高10～14分为好转，提高5～9分为有效，智力提高低于5或无变化为无效。结果见表1。

表1　治疗组与对照组疗效对比[例（%）]

组别	n	显效	好转	有效	无效	总有效
治疗组	85	30(35.29)	19(22.35)	25(29.41)	11(12.94)	74(87.09)
对照组	71	7(9.86)	6(8.45)	8(11.27)	50(70.42)	21(29.58)

注：与对照组比较，$p < 0.005$

四、讨　论

小儿智力低下属中医"五迟"、"五软"、"胎弱"范畴。多由先天禀赋不足、早产、难产或后天失养所致，治疗以补髓养肾为大法，常显示一定疗效。补脑膏为我院夏永潮主任医师所创建的"中医佛手治疗体系"中一个方剂，本方剂的特点是在古方"佛手散"的基础上重用甘肃特产药材岷当归，加赤芍、龟甲等制成，取益智醒脑、滋肾补髓之效。

药理研究表明，补脑膏能明显降低血液黏稠度，缩短红细胞电泳时间，对 ADP 诱导的大鼠血小板聚集有非常显著抑制作用，对 ADP 已聚集的血小板有非常明显的解聚作用，能明显增加集合毛细血管管径，增加微细血管开放数，明显延长肾上腺素引起血管收缩的潜伏期，对抗肾上腺素引起微血管闭合，可明显增加麻醉犬脑血流量，促进胸腺萎缩，使小鼠血清中凝集素和溶血素含量显著上升，对 DNCB 激发的迟发型变态反应有显著的抑制作用，使外周血中 NBT 阳性嗜中性粒细胞、粒细胞百分比显著提高，对淋巴细胞 ANAF 染色反应无明显影响[3]。上述结果提示，补脑膏在临床治疗多种原因所致脑损害有显著疗效，可能与本品有显著改善血液流变性、增加微循环内血液与组织间的物质交换面积、保证脑的血流供应有关。由于本品对脑循环有高度选择性，从而提供了补脑膏益智醒神、疏通脑脉的理论根据。至于补脑膏治疗小儿智力低下的更深入的研究，比如从细胞的病理生理、生物化学、分子生物学等角度进行研究，是近代神经精神病学上的尖端课题，有待学者进一步研究。

参考文献

1.郭宝珍.儿童智力低下的优生咨询[J].优生与遗传，1988，（1）：111.

2.张致祥.智力低下的流行病学[J].优生与遗传，1988，（1）：1.

3.黄正良.补脑膏药理作用研究[J]甘肃中医学院学报，1992，（2）：27.

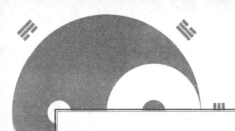

小脑出血术后共济失调治案

章某，男，52 岁，干部。初诊日期：1987 年 11 月 21 日。

【自诉】 于 1986 年底发生头痛，逐渐加重，行路不稳，住某院神经科作脑 CT 检查，疑为小脑肿瘤，遂于 1987 年 4 月 29 日行手术治疗，术后诊断为："小脑出血"。术后头痛减轻，唯行路不稳久治不效，行路多向左侧倾斜，伴头晕胸闷、口苦心烦、全身疲倦无力诸症。舌红苔黄腻，脉弦。神经系统检查：神志清楚。眼底检查：双视乳头边缘清楚，A：V=1：3。四肢肌力 5 级弱，四肢肌张力正常，双侧未引出病理反射。共济运动：双指鼻试验不准。步态基底宽，不稳。Romberg 氏征(+)。西医诊断：小脑出血后遗症—小脑性共济失调。

【中医辨证治疗】 证属中风病，气血亏虚，肝肾不足，风痰化热，瘀血凝滞，痹阻脉络，而致头痛，行路不稳诸证。方用自制佛手二陈汤加减：当归 30g，川芎、半夏、茯苓、陈皮、钩藤（后下）、胆南星、木瓜各 9g，甘草 5g。水煎分 2 次服，每日 1 剂。随证加减，服药至 15 剂时，头痛头晕均大减，行路不稳情况有进步，黄腻舌苔已退，遂更用自制"佛手补髓汤"加减：当归 80~100g，川芎 12g，黄芪 30g，赤芍、伸筋草各 15g，水蛭（研末冲服）、补骨脂各 9g，黄精、益母草各 20g，甘草 5g。再 10 剂，行路已不倾斜，步态正常，神经系统检查恢复正常，治愈。

【体会】 随着诊断技术的进步，小脑出血的诊断率日渐提高。本例出血灶较为局限，初时疑为肿瘤，术后方明确诊断，由于小脑病灶破坏遗有共济失调后遗症状，中西医治疗疗效欠佳。从中医角度分析：是证本为虚，治疗开始，舌苔黄腻为湿热不化，故用佛手二陈汤先化郁结经络之浊，证减后再用佛手补髓汤以补气血髓海之虚，收效甚捷。自制佛手二陈汤、佛手补髓汤，均是在古方佛手散的基础上重用当归。本系列方剂治疗中风病、神经系统疾病后遗症，多获显效，目前正在深入实践研究中。

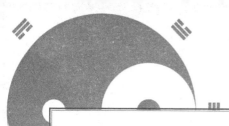

运用益气活血法治疗
急性中风病的经验

我院内科主任窦伯清老中医，对治疗中风病，经验丰富，疗效亦佳，今就1978年至1982年治疗脑血管意外83例，作一小结，以供参考。

本组83例中，男42例，女41例，年龄50～69岁占65%。西医诊断脑出血16例，脑血栓形成51例，脑供血不全6例，脑栓塞2例，高血压脑病7例，蛛网膜下腔出血1例。辨证为肾阴不足，肝阳上亢30例；肝肾阴虚，肝风内动12例；气血虚损，痰湿阻络18例；痰火壅盛，蒙蔽清窍6例；气血亏虚，瘀血阻络17例。有高血压病占57.8%，血压波动在150～240/90～130 mmHg之间。神志不清占25.3%。失语及语言謇涩占41%，右侧偏瘫占49.4%，左侧偏瘫50.6%，肌力0°～3°不等。脑膜刺激征占5%。合并高血压心脏病占18%，冠心病心绞痛占10.8%，陈旧性心肌梗死占3.6%，风心病占2.4%。

脉象弦(包括弦数、弦大、沉弦)占55.4%，次为脉滑、结代、沉细涩、虚大，舌质红（包括红暗、粉红）占82%，质淡占18%。舌苔黄(包括黄腻、黄燥、黄褐)占55.4%，舌苔白（包括白腻）占42%。余为黑腻和无苔。

【疗效】　基本治愈35例。神志清楚，肌力4°～5°，可以自己行走。好转48例。神志清楚，肌力2°～3°。较治前稍有进步。重度昏迷，经抢救无效而死亡的病例，未统计在内。

【典型病例】　孙××，男，74岁，患者因突然右半身不遂，神志昏蒙，于1979年6月14日入院。昏睡，失语，血压190/120mmHg汞柱，右侧偏瘫。脉弦大数，舌红苔黑腻。

【诊断】 中风(脑出血)。急予安宫牛黄丸鼻饲，日二次，每次1丸。两日后证情好转，遂予益气化痰开窍之剂：太子参10g，白术9g，茯苓9g，菖蒲7g，橘红5g，竹沥（冲服）15g，生姜汁5g，炙甘草5g。2剂药尽。病情大见好转。脉弦，苔黄褐。改用补阳还五汤加减：黄芪40g，当归9g，赤芍9g，川芎5g，桃仁9g，地龙9g，橘红9g，菊花9g，菖蒲9g，竹沥（冲服）10g，甘草5g。连服5剂，舌苔由黄褐转黄，血压亦降至正常范围，肢体运动有进步，于1976年7月2日基本治愈出院。

窦老治疗此病，辨阴阳气血之盛衰，遵古人立法之精神，施治处方。肾阴不足，肝阳上亢，常用镇肝熄风汤、天麻钩藤饮加减；肝肾阴虚，虚风内动，常用大定风珠加减；气血虚损，痰湿阻络，常用补阳还五汤加减；痰火壅盛、蒙蔽清窍，常用羚羊钩藤汤、导痰汤加减；阳闭用安宫牛黄丸(或针剂)，阴闭用苏合香丸，脱证用参附汤；肾阴亏虚，虚阳上越，常用地黄饮子加减。

窦老认为本病病因："有先天禀赋不足者，有后天消耗太过者"，最后均可导致气血，肝肾虚衰。在病理方面强调，"虚者气馁，瘀则偏废"。因而主张："气充神自清，血足瘀自消"的论说。对中风病人在"急则治其标"之后，迅速转为病因治疗，应用补阳还五汤加减。黄芪30～120g，红花9～12g，赤芍9～12g，川芎5～6g，当归9～12g，桃仁5～9g，地龙6～9g。瘀血重者加水蛭、丹参；风重加白附子、全蝎、僵蚕、天麻、钩藤等；肾虚腰痛加杜仲、川断、寄生；肩痛关节不利加桑枝、防风、羌活；眩晕甚者加菊花、草决明、蔓荆子；气虚重者加人参；阴虚加沙参、龟板、石斛；痰重加竹沥；心烦不眠加炒枣仁、首乌藤、柏子仁、琥珀等。

窦老应用补阳还五汤有以下几个特点：①应用要早：以前我

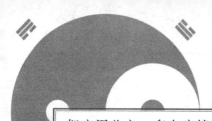

们应用此方，多在病情稳定，标证大去之后。窦老认为还可更早。主张："虚邪莫忽扶正，余证加味调理"，以祛标邪。②高血压病脉弦硬滑大者可用。中风早期多见肝阳亢盛证候。我们畏黄芪之温，而多采用建瓴汤、镇肝熄风汤类加减。窦老运用补阳还五，血压不仅不增高反而下降。近代药理证实：黄芪、川芎、赤芍、地龙、桃仁等均有一定降压作用。③舌质红苔黄腻、白腻，甚至黑褐者，可随证加味应用。本组病例，大部分均属上类舌质舌苔。窦老在应用此方时，常按病情佐用竹沥、薏米、滑石、焦栀、白蔻仁等。治后病情很快好转，舌质舌苔也随之转为正常或近于正常。④黄芪量要大。窦老黄芪用量一般在 30~120g，患者无不适反应。⑤药味少、加减灵活。窦老治疗此病处方，一方用药常在十味左右，以求力专，贵在随证加减。或温补，或清消，或寒热并用，或攻补兼施，均随病证之变化而酌情用药。

应用"益气养血法"治疗脑血管意外83例临床疗效分析

我院内科主任窦伯清老中医,对治疗中风病,经验丰富、疗效亦佳,今就其于1978年至1982年,治疗脑血管意外83例,作一小结,以供参考。

一、临床资料

男42例,女41例,共83例。40~49岁8例、50~59岁29例、60~69岁25例、70~79岁17例、80岁以上2例、39岁以下2例。平均住院日数51天。西医诊断:脑出血16例,脑血栓形成51例,脑供血不全6例,脑栓塞2例,高血压脑病7例,脑蛛网膜下腔出血1例。

二、中医辨证

肾阴不足、肝阳上亢:30例;肝肾阴虚,肝风内动:12例;气血虚损,痰湿阻络:18例;痰火雍盛,蒙蔽清窍:6例;气血亏虚,瘀血阻络:17例。

三、主要体征

①血压:全部病例有高血压者48例,血压波动在150~240/90~130mmHg上下。②神经系统体征:神志:神志不清者21例。语言:失语及语言謇涩者34例。偏瘫:共82例,肌力0~3级不等,右侧偏瘫者40例,左侧偏瘫者42例。脑膜刺激

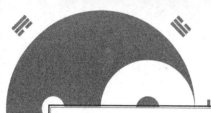

征：4 例。

四、并发症

高血压心脏病者 15 例；冠心病心绞痛者 9 例；陈旧性心肌梗死者 3 例；风湿性心脏病者 2 例。

五、脉象与舌象

①脉象：脉弦者 19 例；脉弦数者 5 例；脉弦大（紧硬）者 17 例；脉沉弦者 5 例；脉滑者 14 例；脉结代者 9 例；脉沉细者 12 例；脉沉涩者 1 例；脉虚大者 1 例。②舌象：舌质红者 49 例；舌质红暗者 17 例；舌质粉红者 2 例；舌质淡者 15 例；舌苔黄者 19 例；舌苔黄腻者 22 例；舌苔黄燥者 3 例；舌苔黄褐者 2 例；舌苔黑腻者 1 例；舌苔白腻者 12 例；舌苔白者 23 例；无苔者 1 例。

六、治疗方法

首先以中医辨证施治，分别投以补阳还五汤、镇肝熄风汤、羚羊钩藤汤、安宫牛黄丸、紫雪丹、苏合香丸、导痰汤、温胆汤、大定风珠、炙甘草汤等加减。不论轻重，稍待神志好转，则改用补阳还五汤加减。方中重用黄芪、量 30g 至 120g。

七、疗 效

①基本治愈：神志清楚、肌力 4~5 级，可以自己行走，属此类者 35 例。②好转：神志清楚、肌力 2~3 级，比入院有进步，属此类者 48 例。重度昏迷，未能按本法服药治疗而死亡的病例，未统计在本组病例内。

八、典型病例

病例 1：孙某、男、74 岁、工人（退休），病例号：27643。

患者因突然右半身不遂，神志昏蒙，于1979年6月14日入院。主要体征为：昏睡、失语、血压190/120毫米汞柱，右侧偏瘫。脉弦大数，舌红苔黑腻。诊断为中风（脑出血）。

治疗：予安宫牛黄丸1丸，每日2次，两日后证情好转，遂予益气化痰之剂：

太子参10g、白术9g、茯苓9g、菖蒲7g、橘红5g、生姜汁5g、竹沥（冲服）15g、炙甘草5g，共两剂

1979年6月18日诊视、病情更为好转，脉弦、苔黄褐，应用补阳还五汤加减：

黄芪40g、当归9g、赤芍9g、川芎5g、桃仁9g、地龙9g、橘红9g、菊花9g、菖蒲9g、竹沥（冲服）10g、甘草5g

本方应用五剂，舌苔由黄褐转黄，血压亦降至正常范围，肢体运动有进步，于1972年7月2日出院。

【按】本例在证情稍好，血压仍高、舌苔黄褐情况下，病程早期应用补阳还五汤加减，取得疗效，血压并未因应用补益药而上升，舌苔亦由褐转黄。

病例2：任某、男、63岁、干部、病例号：26137。

患者因两日前头晕目眩，半身不遂逐渐加重，于1978年8月11日入院。主要体征：嗜睡、右侧偏瘫（肌力0~3级）。血压160/110mmHg。脉弦滑，舌暗红、苔白腻。诊断为中风（脑血栓形成）。入院后即予补阳还五汤加减治疗：

黄芪30g、当归9g、赤芍9g、川芎5g、红花6g、桃仁5g、地龙9g、路路通9g、菖蒲9g、甘草5g。3剂。

于1978年8月14日复诊，病情好转，脉仍弦滑，舌白。血压150/86mmHg。上方略事调整，偏瘫有进步（肌力4级），舌苔变为薄白、脉由弦滑转为弦脉，血压140/90mmHg，显著好转出院。

【按】本例虽入院时脉滑且血压又高，仍经用补阳还五汤加

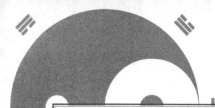

减，证情很快减轻，血压也下降接近正常，偏瘫恢复也较满意。

病例3：杨某某、男、83岁、病例号：28636。

患者于入院三天前生气后，右上下肢无力，逐渐加重，于1979年12月13日入院。主要体征：神志尚清、失语、右侧偏瘫（近完全性）。血压170/100mmHg。脉弦滑，苔白腻。诊断为中风（脑血栓形成）。入院后即予补阳还五汤加减治疗：

黄芪45g、当归9g、川芎9g、红花9g、地龙9g、木香5g、瓜蒌9g、菖蒲9g、甘草5g。4剂。

1979年12月17日二诊：血压150/90mmHg。右下肢可稍活动，继服上方。

1979年12月20日三诊：血压130/90mmHg。舌苔由白腻转为白苔，脉由弦滑转为弦脉。

以后仍以本方加减，患者于1980年1月10日出院，出院时检查：血压140/90mmHg，脉弦、苔淡黄。扶杖可以下地行走（肌力4级）。

【按】本例与病例2一样，均为中风（脑血栓形成），血压均高，脉均滑大，单纯用中药补阳还五汤加减应用取效：肢体运动有进步，脉由滑大转为弦滑，血压由高转为接近正常。

九、体　会

自唐宋以来，祖国医学对中风一病的病因病机认识，有了很大进展，明确地认为本病之发病以内因为主导，主为气血亏虚，心、肝、肾三经阴阳失调，加以七情六淫之邪为诱因，遂致发病。清·王清任在《医林改错》中，对此病曾有详述，根据其四十年之经验："审气血之荣枯，辨经络之通滞"，在临床实践中，可谓"颇有所得"。王清任盛赞张景岳有高人之见："论半身不遂大体属气虚，易中风之名，著非风之论"。王氏认为半身不遂，论其本源，归于"亏损元气"。创补阳还五汤治疗此病，疗效颇佳，其法可为后世师。此方：黄芪补气、气行则血行，通畅经脉。配归尾、赤芍、川芎、红花以活血祛瘀，地龙通经络，共奏补气活血，逐瘀通络之功。

窦伯清老中医治疗此病，辨阴阳气血之盛衰，遵古人立法之精神，施治处方：肾阴不足、肝阳上亢者，常用镇肝熄风、天麻钩藤饮等方加减；肝肾阴虚、虚风内动者，常用大定风珠方加减；气血虚损、痰湿阻络者，常用补阳还五汤加减；痰火壅盛、蒙蔽清窍者，常用羚羊钩藤汤、导痰汤等方加减；阳闭用安宫牛黄丸（或针剂）；阴闭用苏合香丸；脱证用参附汤；肾阴亏虚、虚阳上越者，常用地黄饮子加减。

窦老认为本病病因："有先天禀赋不足者，有后天消耗太过者"，最后均致气血肝肾虚衰。在病理方面强调：虚者气馁、瘀则偏废，因而主张：气充神自清，血足瘀自消的论说。对中风病人在"急则治其标"之后，则可很快转为病因治疗，而应用补阳还五汤加减。其常用剂量如下：黄芪 30～120g、红花 9～12g、赤芍 9～12g、川芎 5～6g、当归 9～12g、桃仁 5～9g、地龙 6～9g。

加减法：瘀血重者加水蛭、丹参；风重者加白附子、全蝎、僵蚕、天麻、钩藤等；肾虚腰痛者加杜仲、川断、寄生；肩痛关节不利者加桑枝、防风、羌活；眩晕甚者加菊花、草决明、蔓荆子；气虚重者加人参；阴虚者加沙参、龟板、石斛；痰重者加竹沥；心烦不眠者加炒枣仁、首乌藤、柏子仁、琥珀等。

我们体会窦老应用补阳还五汤有以下几个特点：

1.用要早：原来我们应用此方，多在病情稳定，标证大去之后。窦老认为还可更早，主张"虚邪莫忽扶正，余证加味调理"以祛标邪。

2.高血压、脉弦硬滑大者可用：中风早期多见肝阳亢盛证候，我们畏黄芪之温，而多采用建瓴汤、镇肝熄风汤类加减，而窦老径用补阳还五、血压不仅不增高反而下降，如病例中，有的

血压高达 180～190/100～110mmHg，应用此方，并无血压增高反应。近代医学研究，黄芪、川芎、赤芍、地龙、桃仁等均有一定降压作用，窦老之意，颇合现代医学原理。

3.舌质红、舌苔黄腻、白腻、甚至黑褐者，可随证加减应用：本组病例，大部分均属上类舌质舌苔。窦老在应用此方时，常按病情加用竹沥、薏米、滑石、焦栀、白蔻仁等以为佐药，治疗后病情好转，舌质舌苔也随之转为正常或接近正常。

4.黄芪量要大：窦老应用此方，黄芪用量一般均在 30g 至 120g，患者并无不适反应。近代医学研究，黄芪具有增强免疫功能，强心、降血压、降血糖、利尿、镇静、抑菌等作用，中风本属虚证，应用大剂量黄芪而取效，是有一定药理根据的。

5.药味少、加减灵活：窦老治疗此病处方，一方用药常在 10 味左右，而不用大方，以求力专。但贵在随证加减：或温补、或清消、或寒热并用、或攻补兼施，均随它证之变化而酌情用药。

佛手瓜蒌汤治疗缺血性心脏病106例

自 1987 年 6 月～1991 年 6 月，应用佛手瓜蒌汤治疗缺血性心脏病 106 例，下称治疗组，并以瓜蒌薤白白酒汤为主的综合疗法治疗缺血性心脏病 62 例作为对照（下称对照组），现总结如下。

一、临床资料

1.一般资料

根据"冠心病的诊断参考标准"，（最新国内外疾病诊疗标准.第 1 版. 北京：学苑出版社，1991：194）。全部病例为住院患者。治疗组 106 例，男 76 例，女 30 例，年龄 33～72 岁，其中 <39 岁 7 例，40～49 岁 18 例，50～59 岁 46 例，60～69 岁 30 例，>70 岁 5 例，平均年龄 56 岁。病程 5～216 个月，平均病程 62～95 个月，平均住院日为 54 天。诊断冠心病心绞痛 92 例，陈旧性心肌梗死 14 例；对照组 62 例，男 45 例，女 17 例。年龄 36～74 岁，其中 <39 岁 3 例，40～49 岁 11 例，50～59 岁 26 例，60～69 岁 19 例，>70 岁 3 例，平均年龄 54 岁。病程 4～204 个月，平均病程 44.4 个月。平均住院 57.9 天。诊断冠心病心绞痛 56 例，陈旧性心肌梗死 6 例。

2.舌脉

（1）脉象：治疗组治疗前代脉 5 例，弦脉 38 例，弦细脉 17 例，细脉 13 例，沉细脉 13 例，数脉 9 例，滑脉 11 例。对照组

治疗前代脉 2 例，弦脉 22 例，弦细脉 20 例，细脉 10 例，数脉 5 例，滑脉 3 例。（2）舌象：治疗组治疗前舌质淡红 10 例，红 27 例，红黯 39 例，淡 16 例，淡黯 14 例；舌苔白 36 例，白腻 27 例，黄 22 例，黄腻 14 例，灰黑 1 例，少苔 6 例。对照组治疗前舌质淡红 5 例，红 16 例，红黯 18 例，淡 11 例，淡黯 12 例；舌苔白 22 例，白腻 16 例，黄 12 例，黄腻 9 例，少苔 3 例。

3.辅助检查

治疗组、对照组治疗前心电图分别为：正常者 18 例、9 例；异常者 88 例、53 例，其中心肌供血不足者 88 例、53 例，陈旧性心肌梗死者 14 例、6 例。

二、治疗方法

治疗组用佛手瓜蒌汤加减。其基础方为：岷当归 30～90g、川芎 15～30g、瓜蒌 9～12g、薤白 9g、半夏 10g、丹参 12g、片姜黄 7～9g、甘草 5～9g。每日 1 剂，水煎分 2 次口服。岷当归用药先由每剂 30g 逐渐加量至 60g，疗效不佳可加至 90g，患者有腹泻症状者酌减。加减：气虚重加黄芪 20g；阴虚重加北沙参 15g，麦冬 12g；胸闷重加木香 5g，郁金 9g；心痛重加川楝子 9g，元胡 9g；疼痛重且不缓解加羌活 12～15g；舌苔厚腻加胆南星 12g，滑石（包煎）10g；舌光滑少苔加黄精 20g，女贞子 12g；瘀血重加水蛭（研末冲服）9g。对照组以瓜蒌薤白白酒汤为基础方随证加减，每日 1 剂水煎服。对照组 60% 病例分别辅加丹参注射液、心脑舒通、脉通、速效救心丸、心宝、消心痛等。药物按常用剂量服用，根据病情变化长期或间断应用，其中 60% 为长期辅加用药，40% 为间断辅加用药。治疗组与对照组均以 60 天为 1 疗程，治疗 60 天进行疗效评定。

三、结 果

1.疗效标准

根据"冠心病心绞痛疗效评定标准"（最新国内外疾病诊疗标准.北京：学苑出版社，1991：214），以下简称"标准"。

2.结果

（1）治疗组部分患者治疗前后血脂及血液流变学指标变化对比：除16例治疗后血清总胆固醇较治疗前显著下降（疗前5.80 ± 1.71mmol/L，疗后5.10 ± 1.10mmol/L，$p<0.05$）外，其余各指标B–脂蛋白、甘油三酯、血细胞压积、全血黏度、全血还原黏度、血浆黏度、红细胞电泳）与用药前比较均有下降趋势，但p均>0.05。

（2）治疗组与对照组症状疗效对比：治疗组106例显效47例，有效58例，恶化1例，总有效率99.06%。对照组62例，显效25例，有效30例，无效5例，恶化2例，总有效率88.71%。治疗组疗效优于对照组，经统计学处理，两组总有效率有显著性差异（$p<0.01$）。

（3）脉象、舌象变化：治疗前后对比以及与对照组对比，均无统计学意义。

（4）治疗组与对照组心电图疗效对比：按"标准"进行心电图诊断及疗效评定。治疗组88例，显效11例，有效41例，无效28例，恶化2例，总有效率65.91%。对照组53例，显效7例，有效19例，无效26例，恶化1例，总有效率49.06%。经统计学处理，两组总有效率对比有显著性差异（$p<0.05$）。

四、讨 论

缺血性心脏病（冠心病）大都属中医"胸痹"、"心痛"范畴。本病属本虚标实之证，病位在心。我们在仲景治胸痹应用瓜

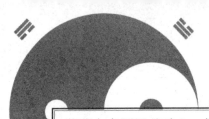

蒌薤白白酒汤基础上，斟加补虚之品，酌调驱邪之味，加减而成佛手瓜蒌汤。方中当归、川芎养血活血，具化内脏瘀滞之功，丹参助之；瓜蒌、薤白、半夏通阳豁痰，姜黄助之；甘草和诸药而缓疾痛。如此虚得补，邪得祛，气血充沛，胸府清朗，则诸症减。本方用药特点是：当归均用甘肃岷县特产之岷当归，此品为当归之上品，既往我们应用其治疗心脑疾患及疑难杂病，常有卓效，用量宜大，一般在 30～90g 之间，经临床及动物实验证明并无毒性作用。

佛手养心汤治疗病毒性心肌炎30例小结

病毒性心肌炎的发病率有逐年增加趋势，对人民健康的危害也越来越大。于1991年3月至1993年12月，应用自拟佛手养心汤治疗病毒性心肌炎30例，收效满意，现小结如下。

一、临床资料

本组均为住院病人，其中男10例，女20例，20岁以下者1例，21～30岁者12例，31～40岁者13例，41～50岁者4例，平均27.8岁。病程最长10年，最短4天，平均1.83年。疗程1个月以内8例，1～2个月10例，2～3个月8例，3个月以上者4例，平均住院日为57.27天。

本组30例病人中，20例发病前有明显上呼吸道感染史。临床症状大部分以心悸、胸闷、气短、乏力为主，少部分以胸痛为主，舌红或淡，苔薄，脉细数或结代。心脏检查：心律失常者6例，心尖区收缩期杂音13例，心动过速5例，心动过缓2例，心音低钝者12例。心电图表现：ST-T异常14例，窦性心动过缓2例，窦性心动过速3例，房性早搏2例，室性早搏4例，束支传导阻滞2例，房室传导阻滞1例，阵发性室上性心动过速1例，短阵房性心动过速1例。本组22例做心脏B超，只1例示右室略增大。有20例查AHA，3例呈阳性。查CoxBAb示，Ⅰ、Ⅱ>1：32者10例，Ⅲ>1：32者3例，Ⅳ>1：32者2例。其中有6例治疗后复查，均显示CoxBAb 4倍下降。

二、治疗方法

全部病例均口服佛手养心汤：当归 30g，黄芪 20g，川芎 15g，元参 10g，麦冬 10g，黄精 15g，丹参 10g，龙骨（先煎）、牡蛎（先煎）各 10g，酸枣仁 10g，连翘 15g。血虚甚加阿胶（烊化），失眠加珍珠母（先煎），心律不齐加苦参。每日 1 剂，分 2 次煎服，1 个月为一疗程，可连续服用 1~3 个疗程。

三、治疗结果

疗效评定标准：基本痊愈：症状与体征消失，心电图改变恢复正常。有效：症状、体征及心电图异常有改善。无效：症状、体征及心电图无改善。

结果：基本痊愈 14 例，占 46.67%，有效 15 例，占 50%，无效 1 例，占 5.33%，总有效率为 96.67%。

四、典型病例

彭某，男，48 岁。于 1991 年 3 月 22 日入院。自诉于 1990 年 10 月感冒约 1 周后，出现胸部胀闷，心悸心慌，在某院查心电图异常，疑为冠心病，治疗 1 个月，未能获效。即查 CoxBAb Ⅰ 示：1:32，AHA 呈阳性。遂诊断为病毒性心肌炎，心律失常—频发室早搏。给予慢心律、心得安、肌昔、胸腺肽、病毒唑等药治疗 75 天，疗效欠佳，早搏仍多。入院时证见：胸部胀闷不舒，心悸心慌，时作胸痛，口干心烦，睡眠欠佳，舌尖红，苔白，脉数而代。检查：神清，咽部充血，心界不大，心率 100 次/分，律不齐，心前区闻及早搏每分钟大于 6 次，肺、腹（-），入院后查心电图异常，ST-T 改变，频发室早搏（部分呈二联、多源性）。心脏 B 超、胸透未见异常。血脂、肝肾功能、血沉等化验正常。CoxBAb，AHA 结果同前。西医诊断：病毒性心肌炎，心律失常—频发室早搏。中医诊断：心悸，证属气阴两虚，脉络瘀阻，治宜益气养阴，化瘀通络，宁心安神。方用佛手养心汤：当归 30g，川芎 12g，丹参 30g，生地 12g，黄芪 30g，玄参 12g，麦冬 12g，酸枣仁 12g，黄精 20g，枸杞子 9g，龙骨（先煎）、牡蛎（先煎）各 15g，连翘 15g，苦参 30g，甘草 6g，五灵脂 9g，蒲黄 9g。服 10 剂，胸痛减，睡眠好转，前方当归加至 60g，生地加至 30g，又服 30 剂，诸症大减，胸闷缓解，偶感心慌，脉结代消失，查心律转齐，心率 78 次 / 分。再服 30 剂，症状全消，复查心电图示大致正常。CoxBAb Ⅰ呈 4 倍下降，AHA 仍阳性，其余检查结果同前正常，临床基本痊愈出院。

四、讨　论

　　病毒性心肌炎可归属于祖国医学心悸、怔忡、胸痹等范畴。本病主要是由于素体亏虚，卫表不固，温邪病毒，乘虚而入，首先犯肺，而后病邪深入心包脉络，使气血运行失常，络脉瘀阻，耗气伤阴，心失所养而发病。我科基于这一病机的认识，总结多年临床经验，拟定了佛手养心汤，其特点是在古方佛手散（当归、川芎）的基础上，重用甘肃特产药材岷当归，量可达 60～100g，取其养血活血之性，配丹参增活血之力，元参、麦冬养阴清心，黄芪、黄精健脾益气，龙牡、酸枣仁宁心安神，连翘清热解毒。如此配伍，攻补兼施，气阴双补，血脉通畅，心得所养，诸症自愈。因此，用于临床，获得了 96.67% 的满意疗效。

　　本方经实验证实，具有很强的散瘀活血功能，能增加冠脉流量，为改善心肌营养提供了理论根据，同时本方具有正向调节作用，以此可增加扶正的作用，从而达到祛邪之目的。本方经急性及长期毒性试验，均未见毒性反应。

医话部分

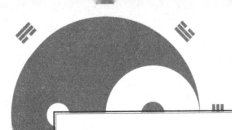

佛手定痛汤治疗顽固性头痛50例

自 1988 年 1 月至 1992 年 4 月应用佛手定痛汤治疗顽固性头痛患者 50 例（以下简称治疗组），另用中医常规辨证论治及针灸等综合方法治疗顽固性头痛 37 例（简称对照组）。据统计，治疗组疗效高于对照组疗效，现将临床观察结果报告如下：

一、临床资料

本资料 87 例全系本院住院病例，均根据中华全国中医学会脑病专业委员会制定的顽固性头痛诊断及辨证分型标准确诊。

治疗组 50 例：男 18 例，女 32 例。年龄小于 30 岁 6 例，30~50 岁 29 例，大于 50 岁 15 例，平均 42.9 岁。病程最长 50 余年，最短 1 月，平均 3.5 年。舌质黯红者 8 例，淡黯者 5 例，淡者 15 例，淡红者 12 例，红者 10 例。舌苔白者 30 例，白腻者 6 例，薄白者 6 例，淡黄者 4 例，黄者 1 例，黄腻者 3 例，脉象：弦脉者 17 例，弦细者 13 例，沉弦者 2 例，弦滑者 4 例，弦数者 2 例，沉细者 7 例，细脉者 5 例。头痛分级属重度头痛 15 例，中度头痛 34 例，轻度头痛 1 例，辨证分型气滞血瘀头痛者 15 例，气虚血瘀头痛 19 例，痰湿头痛 7 例，肝阳头痛 5 例，气血两亏头痛 2 例，肾虚头痛 2 例，西医诊断血管神经性头痛 36 例，肌收缩性头痛 9 例，精神性头痛 5 例。所查脑电图共 33 例，其中正常 11 例，异常 22 例。查脑血流图 18 例，异常者 11 例。

对照组 37 例：男 20 例，女 17 例。年龄小于 30 岁 5 例，

30~50 岁 24 例，50 岁以上 8 例，平均 38.7 岁。病程最长 32 年，最短 1 个月，平均 3.2 年。头痛分级属重度头痛 3 例，中度头痛 32 例，轻度头痛 2 例。辨证分型属气滞血瘀头痛者 15 例，气虚血瘀头痛 4 例，痰湿头痛 7 例，肝阳头痛 6 例，气血两亏头痛 2 例，肾虚头痛 3 例。西医诊断血管神经性头痛 30 例，肌收缩性头痛 3 例，精神性头痛 4 例。所查脑电图 16 例，异常者 10 例。查脑血流图 9 例，异常者 5 例。

二、治疗方法

治疗组服用自拟佛手定痛汤：岷当归、川芎、白芍、僵蚕、蜈蚣、细辛、羌活等 10 味。每日 1 剂，水煎分 2 次服。30 天为 1 疗程，可治疗 1～2 疗程。随证加减：肝火旺者加黄芩、龙胆草、栀子；肝阳亢盛者加生石决明、元参、钩藤；挟痰浊者加胆南星、半夏、天竺黄；肝气郁结者加柴胡、香附；久病气虚者加黄芪、党参、黄精；肾虚者加山萸肉、枸杞子。

对照组应用中医常规治疗。瘀血头痛用通窍活血汤或血府逐瘀汤加减；气虚血瘀者用顺气和中汤加减；痰湿头痛用半夏白术天麻汤加减；肝阳头痛用天麻钩藤饮加减；肾虚头痛用杞菊地黄汤加减；气血两亏头痛用八珍汤加减。部分病例配合针灸，或加用小剂量西药镇静剂。

三、结　果

按中华全国中医学会脑病专业委员会制定的顽固性头痛疗效评定标准判定。治疗组痊愈 20 例，占 40%；显效 15 例，占 30%；有效 14 例，占 28%；无效 1 例，占 2%，总有效率为 98%。对照组痊愈 5 例，占 13.5%；显效 8 例，占 21.6%；有效 17 例，占 46%；无效 7 例，占 18.9%，总有效率为 81.1%。经统计学处理，两组总有效率有非常显著的差异（$X^2=5.08$　$p<0.05$）；

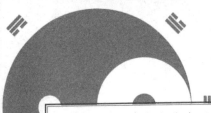

两组痊愈显效率有非常显著性差异（$X^2=10.45$　$p<0.005$）。

四、讨　论

顽固性头痛临床上常具有反复发作，迁延不愈，病程较长的特点，多属内伤头痛范围。这类头痛的病因较为复杂，或因七情六欲，或因劳倦内伤，或因久病生瘀等皆可致气机不利，气血瘀滞，脑络痹阻，清浊相干，风邪上扰而为痛。根据久病必瘀的实践经验，痛有定处的临床特点，以及"高巅之上，唯风可到"的学术思想，我们认为此类头痛以风、瘀为主要病因病机。本资料中有瘀血见证的就有53例，占60.9%。佛手定痛汤系我科自拟方，方中当归、川芎为古方佛手散，擅治"经络脏腑诸瘀"，历来为医家所崇尚。当归养血活血，化瘀通络，《本草纲目》唯其"治头痛欲裂"。岷当归为甘肃省特产，质优效高，蜚声国内外。我们重用其组方治疗心脑血管疾病（用量为30～90g），疗效颇佳，据临床观察未发现任何毒副作用。川芎味辛、性温，性善疏散，能通上彻下，行气解郁，祛风燥湿，活血止痛，为血中之气药。《本草正》谓其"能散风寒，破瘀蓄，通血脉"为治疗头痛的良药。白芍敛阴缓急止痛，配川芎更能增强活血化瘀的作用，又可防止川芎之过于辛散。白芷能活利血脉，祛风止痛。细辛祛风散寒，通窍道，达巅顶。蜈蚣最善搜风通络，《医学衷中参西录》云其"走窜最速，内而脏腑，外而经络，凡气血凝聚之处皆能开之"。僵蚕咸辛微寒，能祛风泄热，活络通经。羌活散风，尤胜防风，兼风湿者其效益佳。总之，诸药相结合，共奏养血活血，化瘀通络，祛风止痛之效。现代药理药化证明岷当归主要含藁苯内酯、正丁醇烯内酯、阿魏酸等104种成分。川芎含川芎嗪、挥发油等。当归、川芎均具有镇静、镇痛、抗血小板聚集、改善微循环的作用。白芍主要成分含芍药甙、苯甲酸，鞣质、脂肪油等，有镇静中枢性痛和脊髓反射弓兴奋作用。同时还表明川芎、白芍等具有拮抗 5–HT 组织胺调节血管舒缩的功能。细辛主要含甲基丁香油酚、黄樟醚等，有镇静、镇痛、抗炎抗组织胺及抗变态反应等作用。这些药理作用，与现代医学对本病的治疗原则相吻合，故其临床疗效也较好。

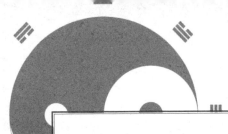

佛手祛风颗粒治疗特发性
面神经麻痹78例

1989~1992年3月应用自制佛手祛风颗粒治疗特发性面神经麻痹78例，并设对照组进行观察，取得较好疗效，现报道如下。

一、临床资料

治疗组78例，男36例，女42例；年龄最大72岁，最小1岁，平均42岁；左侧面瘫38例，右侧面瘫40例；自发病到就诊时间最长11个月，最短1d，其中病程在1个月以内者54例，1~3个月者12例，3~6个月者9例，半年以上者3例；病因为受风者45例，外伤者6例，饮酒者6例，中耳炎引起者5例，无明显原因者16例。对照组56例，男31例，女25例；年龄最大70岁，最小1岁，平均41岁；左侧面瘫33例，右侧面瘫23例；自发病到就诊时间最长9个月，最短2d，其中病程在1个月以内者38例，1~3个月者8例，3~6个月者8例，半年以上者2例；病因为受风者30例，外伤者4例，饮酒者5例，中耳炎引起者3例，无明显原因者12例。临床表现：治疗组额纹消失39例，额纹变浅39例，所有病例眼睑闭合均不全，睑距最宽6mm，最窄1mm，平均3.4mm，病侧均有鼻唇沟变浅，口角下垂，露齿时口角歪向健侧，鼓腮或吹口哨时病侧漏气，伴有疼痛者48例（包括耳后、下颌角）。伴面部麻木者17例，视物不清者4例，听力下降者9例。对照组：额纹消失21例，变浅

25 例，所有病例眼睑闭合均不全。睑间距最宽 6mm，最窄 1mm，平均 3.1mm，伴有疼痛者 33 例，伴面部麻木者 13 例，视物不清者 4 例，听力下降者 5 例，余神经缺损体征同治疗组。经统计学处理，两组在性别、年龄、病程及神经缺损体征方面具有可比性。

二、治疗方法

两组均予常规治疗：强的松 30mg，每日 1 次，3d 后递减 5mg；口服复合维生素 B_1、B_2 片，每日 3 次，连服 10d；氯霉素眼药水，每日滴眼数次，以保护角膜。治疗组在此基础上应用祛风颗粒（由岷当归、川芎、僵蚕等组成，为颗粒剂，每袋 15g，含原药材 24g），每次 1 袋，每日 3 次，10d 为 1 个疗程。一般治疗 2~6 个疗程。对照组除常规治疗外，加用针灸、按摩等综合疗法。

三、疗效评定标准

按 Podmann 简易评分法评定，包括皱眉、闭眼、动鼻翼、微笑、吹口哨、鼓腮等 6 项自主运动与健侧对比评分，每项 3 分，最后加安静时印象分 2 分，总计 20 分。与健侧基本相同记 3 分，减弱记 2 分，活动差记 1 分，完全不能活动记 0 分。经治疗获 17 分以上为痊愈，10 分以上为好转，9 分以上者为无效。

四、结　果

治疗组治疗时间最长 136d，最短 7d，平均 23.4d；对照组最长 139d，最短 7d，平均 29.3d。治疗组平均治疗时间较对照组大大缩短。两组总有效率无显著性差异（$p>0.05$），但治疗组痊愈率与对照组比较有统计学意义（见表 1）。

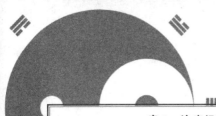

表1 治疗组与对照组疗效对比[例（%）]					
组别	n	痊愈	好转	无效	总有效率(%)
治疗组	72	56(77.8)	15(22.8)	1(1.4)	98.6
对照组	56	34(60.7)	19(33.9)	3(5.4)	94.6

注：与对照组比较 $p<0.05$

五、讨　论

特发性面神经麻痹是指原因不明、急性发作的单侧面神经麻痹，又称 Bell 麻痹，系常见病。通常急性起病，任何年龄均可发病，男性略多于女性。可伴耳后乳突区、耳内或下颌角疼痛，多为单侧，偶见双侧，表现为一侧面部表情肌的完全性瘫痪，如额纹消失，眼裂变大，闭目不紧或不合，患侧鼻唇沟变浅，口角下垂。露齿口角偏向对侧，鼓腮漏气，咀嚼时食物残渣常滞留于病侧的齿颊之间。如乳突孔以上受损，影响鼓索神经时，尚有病侧舌前2/3味觉障碍，如镫骨肌以上受损时，则尚有味觉障碍和听觉过敏。

中医学多以"口僻"论治，俗称"吊线风"，属"中风"、"中络"范畴。多为人体正气不足，卫外不固，风邪乘虚入络，经络瘀滞，经脉失养而发生。临床上多采用牵正散以祛风化痰。笔者认为，络脉空虚，风邪侵入，必有痰浊瘀血阻滞，除用祛风化痰之品外，在此常规治疗的基础上加大了活血化瘀之力，其中岷当归用量达45g。配以川芎，取其养血活血、通络熄风之功，使痰湿得祛，瘀滞得化，而诸症悉除。自古中医将当归奉为妇科圣药，而甘肃岷当归以其品质优良而饮誉国内外，岷当归含有104种成分，具有解痉止痛、镇静安神、增加免疫机制、增强机体对缺氧的耐受力、抗凝解聚等作用。药理实验研究表明，单味岷当归具有显著改善微循环障碍的作用，有利于组织器官的血流灌注，促使微循环障碍病理过程的恢复。单味岷当归急性、长期毒性实验结果未显示毒性反应，提示大剂量岷当归的应用是安全可靠的。

辨证施治顽固脑外伤性头痛

一、血瘀头痛

治以活血化瘀、疏通经络。药用柴胡 10g，天花粉 12g，红花、炮山甲、桃仁各 9g，大黄 3~6g，甘草 5~9g。瘀血重者重用当归 60~90g，病程长加水蛭（研末冲服）9~10g；杂症随症加减。

二、痰火头痛

治以和胃涤痰、上肃清空。药用竹茹、半夏各 10g，枳实 9g，茯苓 12g，甘草 5~9g。

三、肝郁头痛

治以疏肝解郁、清热宁神。药用柴胡、枳壳、香附各 9g，白芍 15~30g，川芎 9~12g，甘草 5~9g。

四、气虚头痛

治以调补脾胃、升阳益气。用补中益气汤加减。

五、血虚头痛

治以益气健脾、补血安神。用归脾汤加减。上四型均随症加减。结果：临床治愈 9 例，显效 30 例，有效 13 例，无效 2 例，总有效率 96.3%。

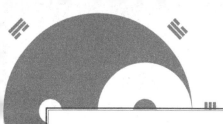

辨证治疗尿路感染114例疗效观察

自 1976 年 9 月至 1983 年 5 月，应用中医辨证、部分采用中西医结合的方法，共治疗尿路感染 114 例，取得了较好的疗效，现总结如下：

一、一般资料

病例总数 114 例。男 36 例，女 78 例。年龄：最小 13 岁，最大 70 岁，平均年龄 41 岁。病程：最短 1 天，最长者 8 年，平均 4 年。

二、辨证分型

1.膀胱湿热 94 例：证见小便频数，灼热刺痛，急迫不爽，痛引脐中，寒热口苦，尿色黄赤，大便秘结。苔黄腻、脉弦滑数。

2.肝郁气滞 5 例：证见情志抑郁，多烦易怒，口苦咽干，胸胁胀满，小便赤热，大便干，尿短赤。舌红，苔薄黄，脉弦。

3.肾虚湿热 8 例：证见头晕耳鸣，腰膝酸软，手足心热，心烦不寐，小便涩痛，欲出不尽。病情时轻时重，劳则即作。舌质偏红、苔薄、脉弦细数。

4.脾肾气虚 7 例：面色无华，纳呆腹胀，神疲乏力，腰困腿软，小便频数，肢体微肿。劳累、经期或受凉后即见小便淋漓涩痛。苔薄白、舌质淡红，脉沉细。

夏永潮医案医话集

三、治疗方法

1.膀胱湿热：治以清热解毒、利尿通淋。常用方剂为八正散，八正散加导赤散，小蓟饮子，清解活瘀汤，五淋散等加减治疗。

2.肝郁气滞：治以疏肝理气、清热通淋。常用方剂为逍遥散，沉香散，小柴胡汤，龙胆泻肝汤等合导赤散，八正散加减治疗。

3.肾虚湿热：治以滋阴清热，利湿通淋。常用方剂为左归饮，六味地黄汤，知柏地黄汤合五淋散，八正散之类加减治疗。

4.脾肾气虚：治以健脾补肾、兼清湿热。常用方剂为五味异功散，补中益气汤，菟丝子丸等合五淋散，八正散加减治疗。

四、疗效观察

1.疗效标准：治愈：症状完全消失，尿化验检查正常，尿培养转阴。显效：症状消失，尿化验检查及尿菌培养接近正常。好转：症状基本消失，尿化验检查及尿菌培养部分好转。无效：主要症状好转，尿化验检查及尿菌培养无明显好转。

2.治疗效果：本组 114 例治疗后获治愈者 86 例，占 75%；显效者 17 例，占 15%，好转 6 例，占 5.2%，无效者 5 例，占 4.3%。总有效率为 95.3%。其中膀胱湿热型 94 例，治愈者 86 例，占 91.4%；肝郁气滞型 5 例，治愈 3 例，占 60%；肾虚湿热型 8 例，治愈 3 例，占 37%；脾肾气虚型 7 例，治愈 1 例，占 14%。

五、讨 论

我们体会，用八正类治疗本病，确实有满意的疗效，但需要有足够的疗程，一旦见效，应遵法守方，不宜更方过快。临床观

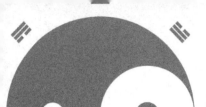

察，服药一周左右，尿血、尿急、尿痛等刺激征均可消失，一般短者为 2 天，最长 8 天即可收效，此时应继续服药，1~2 月尿菌培养可完全转阴，达到治愈。部分感染严重，或单用中药疗效不佳、反复发作者，我们采取了中西医结合的治疗方法，加用抗生素，补充液体，取得了较好的治疗效果。

辨证论治眩晕84例疗效分析

自1980年至1987年共收治眩晕病84例，均按中医传统方法辨证论治，疗效满意，现总结分析如下。

一、临床资料

1.一般资料：总病例84例，其中男44例，女40例。年龄30岁以下11例，30～39岁20例，40～49岁20例，50岁以上33例。病程6个月以内25例，6个月至1年17例，2～5年25例，6～10年7例，10年以上10例。住院最长163天，最短3天，平均住院日42天。

2.西医诊断：高血压病26例，脑动脉硬化12例，脑外伤后遗症11例，耳源性眩晕13例，颈性眩晕4例，贫血5例，其他引起眩晕者13例。

3.脉象与舌象：弦脉13例，弦细脉15例，弦滑数脉5例，弦滑脉10例，沉弦脉10例，沉细脉18例，滑脉5例，沉缓脉2例，细涩脉3例，浮脉2例，结脉1例。舌淡红者21例，舌红者26例，胖嫩有齿痕者5例，舌淡者20例，粉红者2例。舌苔薄白者28例。苔黄腻者10例，苔薄黄者8例，苔白腻者19例，苔黄燥者3例，苔白滑者4例，苔黄者6例，少苔者6例。

4.并发症及伴随疾患：并发冠心病者2例，糖尿病者1例，慢性胃炎5例，腰椎结核1例，泌尿系感染2例，胃溃疡3例。

5.心电图：不全右束支阻滞者2例，心肌劳损者2例，预激

医话部分

症候群者 1 例，ST-T 改变者 1 例，下壁 T 波改变者 3 例，低电压者 5 例，窦性心动过缓者 2 例，左室高电压 4 例，左室肥厚并劳损者 2 例，心肌供血不足 1 例。

二、分证与治疗

1.痰浊中阻：证见眩晕阵作，视物旋转如坐舟车，动则头晕加剧，头重如裹，恶心呕吐，胸闷脘痞，少食多寐。舌苔白腻垢浊，脉滑或弦滑。属此证类者 26 例，占 31%。治法：祛痰化浊、健脾和胃为主。常用方剂为半夏白术天麻汤、温胆汤、导痰汤、苓桂术甘汤等加减。药用半夏、白术、茯苓、陈皮、天麻、胆南星、僵蚕、竹茹等。

2.肝阳上亢：证见眩晕时作，情绪激动时加剧，耳鸣口苦，少寐多梦，急躁易怒，或兼面目潮红，便秘尿赤。舌质红，苔黄，脉弦数。属此证类者 18 例，占 21.4%。治法：平肝潜阳、泄火熄风。常用方剂为天麻钩藤饮、龙胆泻肝汤等。药如黄芩、栀子、天麻、生地、钩藤、石决明、珍珠母、桑叶、菊花、牛膝等。

3.肾精亏虚：证见眩晕头昏，精神萎靡，记忆减退，腰膝酸软，耳鸣、遗精，五心烦热，眠差或少寐即寤。舌质嫩红，少苔或无苔，脉弦细或细数。属此证类者 15 例，占 17.8%。治法：补肾益精。常用方剂为杞菊地黄丸、右归丸、河车大造丸等。药用熟地、山萸肉、枸杞子、五味子、山药、龟板、鹿角胶、牡蛎、牛膝等。偏肾阳虚者酌加桂枝、附片、补骨脂之类。

4.气血双亏：证见眩晕，动则加剧，劳累即发，神疲懒言，面色㿠白，萎黄少华，心悸失眠，纳差体倦。舌质淡，脉细弱。属此证类者 17 例，占 20.2%。治法：补益气血，健脾强胃。常用方剂为归脾汤、八珍汤、人参养荣汤、十全大补汤等加减。药用黄芪、党参、当归、熟地、白芍、首乌、天麻、枸杞、黄精、陈皮等。

5.瘀血阻络：证为眩晕、头痛，神疲体倦，健忘失眠。舌有瘀点瘀斑，或舌黯红，脉弦涩或细涩。属此证类者8　例，占9%。治法：活血祛瘀、通经活络。常用方剂为血府逐瘀汤、复元活血汤、补阳还五汤等加减。药用岷当归、赤芍、生地、黄芪、桃仁、红花、川芎、牛膝、水蛭等。岷当归用量宜大，常在30～90g。

三、疗效评定及结果

1.疗效评定标准：临床症状消失，恢复健康者为治愈，眩晕及伴随症状基本消失者为显效；眩晕及伴随症状减轻为好转；经治疗主证（眩晕）不减者为无效。

2.治疗结果：痊愈19例，占22.6%；显效28例，占33.3%；好转35例，占41.7%；无效2例，占2.4%。

四、典型病例

例1：岳某，女，33岁，工人。1986年10月8日入院，住院号：46015。患者眩晕3年余，常因劳累而加重。一年前始发现血压为22.5/14.5kpa。西医诊断为高血压病，常服降压片治疗。入院时证见头晕目眩，头痛乏力，腰膝酸困，手足心热，口干口苦。舌红，苔薄白，脉弦细。血压为22.5/14.5kpa。证属肝肾亏损、肝阳上扰所致。水亏是其本，木旺为其标。法当标本兼顾，治宜补肾育阴、平肝潜阳。方用六味地黄汤加减：熟地15g，山药15g，山萸肉15g，茯苓10g，泽泻10g，珍珠母（先煎）15g，夏枯草15g，石决明（先煎）15g，白芍12g，菊花15g。以上方服至14剂，眩晕已去其半，血压降至18/12kpa。继守原法，上方加茺蔚子9g，丹参15g，再服。先后共服药37剂，诸症悉除，血压稳定而获愈出院。

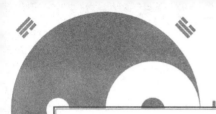

例2：饶某，男，58岁，干部。1985年5月16日入院，住院号：42298。患者头目眩晕反复发作6年余。近半年来，眩晕发作频繁，常一周数次，甚则一日数次。西医诊断为内耳性眩晕。入院证见头晕目眩，耳鸣心悸，纳呆，胸闷，恶心欲呕，舌苔白腻，脉弦滑。此为痰浊内阻，清浊升降之路痞隔所致。治当祛痰降浊，健脾和胃。方用温胆汤加减：半夏12g，陈皮10g，茯苓15g，白术12g，枳壳12g，泽泻18g，吴萸6g，白蔻仁6g，菖蒲10g，竹茹10g，甘草6g。服药2周，眩晕次数减少，胸闷恶心已罢。继以上方化裁服药至50剂，眩晕已平，余无所苦。

例3：余某，男，31岁，干部。1983年11月30日入院，住院号：38544。患者二月前，不慎从高处跌仆于地，头部受伤，当即昏迷不省人事，数分钟后苏醒。醒后自觉头晕目眩，头痛恶心，不敢转侧。西医诊断为脑外伤后症候群。曾用中西药物治疗，虽稍获效，然近日上症又复加剧。入院证见头晕目眩，恶心呕吐，头痛时作，舌淡红，苔白腻。证属瘀血阻络，兼挟痰浊。治以痰瘀同治。方用补阳还五汤合温胆汤加减：当归45g，川芎15g，赤芍12g，黄芪20g，桃仁10g，半夏10g，茯苓10g，枳壳10g，陈皮10g，牛膝10g。服药8剂，眩晕大减，头痛恶心消失，继续服药至12剂，仅在颈部过度后仰时偶有短暂眩晕。

五、讨论

眩晕一证，历代医家各有所见。《内经》云："诸风掉眩，皆属于肝"；仲景以痰饮为治；河间认为多属风火为患；丹溪以痰火立论；东垣视脾胃之气虚；景岳谓"无虚不能作眩"；虞传倡血瘀致眩。然概而言之，总不越虚实两端。虚乃心、肝、脾、肾之本虚；实乃风、火、痰、瘀之标实。而风火痰瘀之症状，又多在心肝脾肾之虚的基础上出现。虚实之间往往相互交错，变化多端。因此，临证必须详细辨证，抓住本虚标实这一病理特点，根据具体情况，具体分析，权衡轻重缓急，标本兼顾，灵活应变。如属阴虚阳亢，则宜滋补肝肾、育阴潜阳为法；痰瘀相兼，又当化痰降浊，祛瘀通络并投。在辨证分类上，高等院校《中医内科学》五版教材将眩晕分为四种证型，未分列瘀血阻络证。然在临证中，瘀血阻络证常占一定比例，似应以《实用中医内科学》对本病包括瘀血阻络证的 5 种证型分类法较妥。据我们观察，眩晕病的疗效与其病程之长短有一定关系。本文中病程在 2 月以内的 15 例患者中，经治疗痊愈 10 例，显效 2 例，好转 3 例，全部获效，痊愈率达 66.7%。故强调早期及时治疗，对患者早日康复是极为必要的。近年来，我们在重用岷当归组方治疗中风病及某些心脑血管疾患获得较好疗效的基础上，根据"久病入络"和"久病在血"的经验，凡久病眩晕或伴见舌黯脉涩者，均可在应证方药中加入岷当归 30～90g 而重用之，并酌加川芎、水蛭等活血化瘀之品，可提高疗效。

医话部分

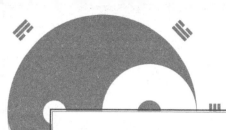

辨证治疗心律失常78例疗效分析

心律失常是各类心脏病及心外疾患的常见并发症，自1983～1988年采用辨证论治方法治疗心律失常78例，取得一定疗效，现分析报告如下。

一、临床资料

1.一般资料：本组78例，均为住院病人，经心电图及有关实验室检查确定诊断。其中男45例，女33例；年龄最大80岁，最小17岁。17～40岁24例，41～50岁15例，51～60岁30例，61岁以上9例，平均年龄48岁；病程：1个月以内31例，1～3个月15例，4～6个月6例，7个月至1年12例；1年以上14例；治疗时间：最短半个月，最长98天，平均56.5天。

2.病因：冠心病31例，心肌炎13例，风心病7例，高心病6例，心梗6例（其中陈旧性心梗4例），甲亢3例，贫血2例，心肌病3例，原因不明者7例。

3.心律失常类型：室性早搏12例（其中呈二、三联律者4例），房性早搏9例（其中2例伴完全性右束支阻滞，房扑2例（其中1例合并完全性左束支阻滞、Ⅱ度房室传导阻滞），房颤12例，阵发性房颤3例（其中2例为不明原因者，1例2年后确诊为充血性心肌病），窦性心动过速4例，阵发性室上性心动过速5例，预激综合征4例，窦性心动过缓8例，Ⅰ度房室传导阻滞3例，Ⅱ度房室传导阻滞2例，完全性房室传导阻滞5例，完全性左束支传导阻滞 2 例，左前半分支阻滞 2 例，完全性右束支阻滞 3 例，结逸搏 2 例。

二、辨证论治

1.心气虚：证为心悸，气短，无力，自汗，畏冷，动则悸作，舌质淡，苔白腻，脉细弱或结代。治宜补心气、温心阳。人参或党参、桂枝、白术、茯苓、麦冬、炙草。阳虚较甚者加附片、干姜。

2.心血虚：证为心悸易惊，面色无华，头晕健忘，口干不饮，舌淡红，脉细数。治宜补血养心。当归、生地、白芍、川芎、党参、茯神、白术、阿胶、麦冬、龙骨、牡蛎。阴虚明显者加黄连、黄精。

3.气阴两虚：证为心悸，气短，失眠，自汗，盗汗，咽干烦热，舌红少津，脉细结代或细数。治宜益气养阴。太子参、麦冬、生地、当归、五味子、柏子仁、炒枣仁。

4.心脾两虚：证为心悸，气短，头晕，面色不华，神疲乏力，纳呆腹胀，舌质淡，脉细弱。治宜健脾养心，炙芪、党参、当归、茯神、白术、菖蒲、远志、炒枣仁、炙草。

5.心肾阳虚：证为心悸，气短，胸闷，肢肿，畏寒，身倦怠，舌淡，苔白或腻，脉沉迟，或缓而结代。治宜温补心肾。人参、附子、干姜、桂枝、仙灵脾、茯苓。

6.肝肾阴虚：证为心悸失眠，五心烦热，头晕耳鸣，急躁易怒，腰痛遗精，舌红少津，脉细数。治宜滋养肝肾。当归、白芍、生地、枸杞子、柴胡、沙参、麦冬、五味子。

7.痰浊阻滞：心胸胀闷，疼痛，痰多痞满，食少腹胀，恶心欲呕，心悸短气，舌苔白腻或滑腻，脉弦滑。治宜祛痰逐饮，半夏、陈皮、茯苓、南星、枳实、远志、菖蒲、郁金、人参、甘草。

医话部分

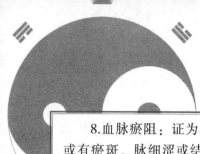

8.血脉瘀阻：证为心悸怔忡，心痛时作，胸闷憋气，舌质暗或有瘀斑，脉细涩或结代。治宜活血化瘀。炙芪、当归、生地、赤芍、桃仁、红花、片姜黄、川芎、瓜蒌、血竭、羌活。

二、疗效观察

1.观察方法：确诊为心律失常者，每日上午查房时测脉搏、心律、心率2分钟，求平均值记录，每半月复查一次心电图并作记录，心律、心率有变化时随时查心电图。

2.疗效标准：显效：心律失常消失或基本控制，或早搏减少50%以上。有效：心律失常部分改善，或早搏减少50%以下，或心动过缓心率能提高10次以上。无效：心律失常无改变。

3.疗效分析：病程短的疗效好，病程越长疗效越差，一般1～2月之内的疗效显著。78例心律失常达显效者49例（占62%），有效者15例（占19.2%），总有效率82%。无效者14例（占17.9%）。疗效与中医证型的关系方面：心气虚12例中，显效8例，好转、无效各2例。心脾两虚8例中，显效6例，好转2例。心血虚6例，显效6例。气阴两虚14例中显效9例，好转3例，无效2例。心肾阳虚9例中显效3例，好转2例，无效4例。肝肾阴虚8例中显效5例，好转2例，无效1例。痰浊阻滞9例中，显效5例，好转、无效各2例。血脉瘀阻12例中显效5例，好转4例，无效3例。综上心血虚及心脾两虚疗效较好，痰浊阻滞及血脉瘀阻疗效较差。

三、讨 论

心律失常属中医"惊悸"、"怔忡"的范畴，采用辨证论治治疗，总有效率82%，对各种早搏、心动过缓、心动过速、房室传导阻滞、阵发性房颤均有一定疗效，特别是临床证候都有明显改善，没有毒副作用，安全可靠，易被患者接受，尤其适宜于院外患者的治疗。

　　在辨证论治的基础上，可适当选用抗心律失常的单味有效药，如苦参、羌活、当归、茶树根等可抑制异位节律点的兴奋性，治疗各种早搏；山豆根䃤、万年青、茵陈、元胡、石菖蒲、桑寄生、柏子仁、灵芝、北五加皮、远志、琥珀等，有减慢心律的作用；麻黄、附子、吴萸、细辛、丁香、鹿茸、洋金花、仙茅等有加速心率的作用；淫羊藿、生地等具有双向调节作用，可适用于各种心律失常。人参有强心甙样作用，且能调节和改善心律失常，对室性早搏和阵发性心动过速有抑制作用，对心肌血管少量兴奋，大量抑制，人参皂甙片对顽固性室早并联律有效。

　　严重心律失常，中药限于剂型等问题，尚不能起到迅速扭转病情的作用，必须配合西药或除颤等现代科学手段。心肌病变严重、病程长的心律失常应用中西结合治疗，可收到较好的效果。

医话部分

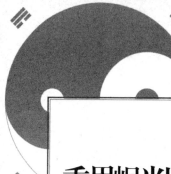

重用岷当归组方治疗心脑疾病探讨

甘肃岷县当归（岷当归）以品质优良，疗效卓越而饮誉国内外，经近代药理学研究，本品有镇痛解痉、镇静、增强机体对缺氧的耐受力，抑菌，增强免疫力，促进造血，抗凝等作用。近十余年来，重用岷当归组方治疗心脑疾病，取得了良好的疗效。

一、冠心病

1.1975 年我们应用"甘冠一号"对 31 例冠心病患者进行临床疗效观察，其药物组成：岷当归、川芎、桃仁、东山楂、丹参、片姜黄等，制丸服用，疗程为 2 个月。根据 1974 年全国冠心病、高血压病普查预防座谈会制订的标准制定，其疗效为：心电图总有效率为 64.52%，显效率 41.94%，好转率 21.58%，无效率 35.48%。

2.1976 年我们应用"甘冠二号"对 25 例冠心病患者进行临床疗效观察，其药物组成：当归、川芎、丹参等，制片服用，疗程为三个月。其疗效为：症状有效率为 48.3%，心电图总有效率 66.8%，显效率 33.4%，好转率 33.4%，无效率 33.2%。之后我们以当归浸膏片单味药作为"甘冠三号"应用于冠心病治疗，疗效均低于前者，可见药物组方配伍之重要性。

二、脑卒中

1.1983 年我们总结了用益气活血法治疗急性中风病 83 例经

验。本组病例在复方中重用了岷当归，疗效良好。其显效率42.2%，有效率57.8%。此组病例虽以补阳还五汤为基础方，但因重用岷当归和注意加减药味，选择用药时机，扩大了补阳还五汤的应用范围，提高了疗效。

2.我们经过三年科研工作，重用岷当归组方，已完成72例中风病临床疗效观察，科研阶段小结，已在1985年全国中医学会两个学术会议上大会宣读，受到同道们的好评。本组病例共按五个证类进行辨证论治观察，以岷当归为主自拟五个方剂，即佛手益气活血汤、佛手育阴汤、佛手二陈汤、佛手通腑化痰汤、佛手熄风汤。岷当归在正虚证类中，用量可达60~90g，在邪实证类中，驱邪为先，岷当归用量较小，待邪实之势已减，则加大用量。本组疗效按一定标准判定：基本痊愈占30.6%，显效33.3%，有效34.7%，无效1.4%，总有效率98.6%。

三、治疗其他心脑疾病

1.1975年前后重用岷当归组方，治疗2例球型灰白质炎，获得显效。

2.1981年我于组方中重用岷当归，治愈了累年久治不效的结节性红斑数例。

3.1975年前后用益气固摄法，重用岷当归治愈了儿童少年顽固性遗尿症10例。

4.1986年在佛手益气活血汤中重用岷当归治愈糖尿病继发动眼神经麻痹1例。

5.1983年应用益气养血法，重用岷当归治愈肠伤寒合并多发性神经根炎1例。

6.1984年我应用岷当归组方，治愈脑外伤性尿崩症1例。

医话部分

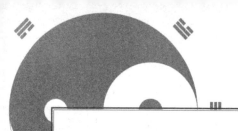

心力衰竭中医证治护理要略

　　中医并无"心力衰竭"一词一病，但实有其证，审今之"心力衰竭"证情，应属中医心悸怔忡、咳喘痰饮、水肿鼓胀、水饮射肺、水气凌心等证范畴，现谨按中医理论，浅述"心力衰竭"中医证治护理要略如下：

　　1.心火脏，木生火，火生土；水克火，火克金，五行循环不已，生克有制，脏腑谐和，乃生理之常也。心主血脉，通会五脏元真[1]，凡形体有衰，复感外邪，干忤经络，流传脏腑，内舍于心，初时并无证，仅稍虚，病邪流连，绵绵于心，渐则瘀血发绀，心悸气喘，怔忡不宁，纳减腹胀，鼓胀跗肿诸证作，属今之所谓"心力衰竭"也。

　　2.心火脏，心虚则脉不畅，时胸痛，胸痛为痹，发作有时或无时，劳则剧，常胸胀满，头昏晕，动则悸，脉沉弦，佛手瓜蒌汤主之[2]，舌暗红者，宜血府逐瘀汤合化痰法。

　　3.心病家，面色冷，而肢不温；盗汗，口咽干，而手足心热，心动悸，脉结代，炙甘草汤主之。结为迟中有止，代脉缓弱，为一息五六至或以上，常止无定数，今之观察不同于古人也[3]。

　　4.心火脏，水制其亢，水亏则火旺，心烦不寐，面赤口渴，口舌烂，目赤息短，甚则狂乱，黄连阿胶汤主之，泻心汤亦主之。

　　5.心火脏，火与湿合，痰火扰心，病为实，狂乱不知人，虚里动数，其动应手，盛喘面赤，宜化痰开窍法，涤痰汤主之，局方至宝丹亦主之。痰重热微者，宜苏合香丸。

6.心病家，不得卧，卧则喘，痰咳。大腹䐜肿，心下满，颈脉动，心悸动，责之水乘火，金侮火，水气不宣，水道不畅而水凌心肺也，病急，宜苓桂术甘汤加葶苈子末三克冲服。甚者喘急息高，恐怖欲死，喷咯血沫，此肺胀而伤血络也[4]，宜调胃与大肠，调胃承气汤主之，大承气汤亦主之。近时中医家用北五加皮，福寿草，黄花夹竹桃果仁，红花夹竹桃干粉，适量用药均取效。唯下品有毒[5]，过量死人，宜慎。西医家用酒气吸入而消血沫，可用，酒性辛悍过量伤心肺，宜慎。神昏者宜牛黄承气汤，脉结代而微，形如雀啄者为难治。

7.心病家，痰中带血丝，胁下痛，气急而胸满，目赤，躁烦易怒，大便燥数日不解，木火刑金证也，宜龙胆泻肝汤。

8.凡心病家，伤肺耗津，阴气虚，阳气弱，声低息短，惶惶然气欲断；盗汗心狂，悸悸然心似悬，当调阴阳，参麦养荣汤主之。下肢肿者，当利小便，肿为淫液充斥，当利之，不伤正也。

9.肝木脏，主疏泄，金盛乘木，气急息短，胁下痛，痛不移处，喜按揉，肝着证也。胁下有症积，边如盘，时大小，宜膈下逐瘀汤加水蛭 9g，东山楂 15g，牡蛎 30g。下肢肿者，合五苓散。

10.肝木脏，肾水脏，乙癸同源，同盛同衰。心病耗伤，肝肾亏虚，短气不寐，头目晕眩，口燥咽干，颧红盗汗，五心烦热，腰膝酸软，皆阴虚火旺证也，一贯煎主之，杞菊地黄汤亦主之。

11.肺金脏，肾水脏，金水相生，母子共荣，心病耗伤，肺肾亏虚，短气少痰，痰带血丝，口燥干，腰膝软，盗汗心烦，舌红，脉细数，宜金水六君煎加白茅根 15g，连翘 9g，丹皮 9g。

12.肾为水火之脏，心病耗伤，肾阳虚败，气短心悸，吸短呼长，自汗出，面色白而青，全身肿，萎萎然寒冷，䐜肿按之没指，阴囊或肿或缩，真武汤主之。夫短气微饮，当从小便去之，

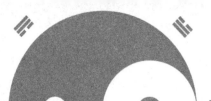

肾气丸主之。

13.脾土脏，心火脏，心病耗伤，火不生土，脾气虚，痰内生，心下痞，胃不和则卧不安。盖胃不和则阳明逆，阳明逆则诸阳皆逆不入阴，故卧不安也。心悸动，胁支满，昏昏然目眩者，苓桂术甘汤主之。

14.夫大腹跗肿，短气，面目冷，手足不温，食不下，小便少，大便溏，此水气也，当从小便去之，苓桂术甘汤主之，导水茯苓汤亦主之。

15.心病家，心下满，按之痛，脉浮滑者，痰热互结也，宜小陷胸汤。

16.心病家，呕吐食物或涎沫，胸中有痰，胃中有邪气，心下痞，腹满胀，少腹痛，小便不利，三焦皆病，用药直取中焦，上中下皆病，应取其中也[6]。辨其寒热虚实调之，此法屡验不误我也。

17.心病家，两胁痛，满而胀，小便不利，心下痞，食则呕，大便或秘或泻，此肝脾胃皆病，应直治其肝，左中右皆病，应取其偏也[7]。辨其寒热虚实调之，此法屡验不误我也。

18.心病家，气微疾，一身面目肿，脉当弱，属虚，辨其阴阳寒热调之。

19.心病家，脉迟属寒，但虚寒家脉迟者少，脉多数，多疾，故虚者多数脉也[8]。促脉无根，病难治。

20.心病家，面色苍苍，冷汗如珠，粘不去，拭去复出，口唇绀，手足冷，脉沉微者难治，脉代，脉迟弱，脉促者病危。急扶其阳，参附汤主之，独参汤主之，桂枝甘草汤加人参十五克亦主之。

21.心病家，神识昏昏然肢厥，手足冷，脉飘飘然不定，隐隐然难寻，心动疾，颈脉动，呕吐不纳食，泄利清谷甚或黑粪者，属阴阳离绝也，危殆难治。

22.心病家，息微，脉促疾，目上掉，四肢痉急而动，面目青，为虚风旋动，多猝然死，宜早防其变，治危殆于其先也。

23.心病家，目睛不了了，茫茫然直视，瞳神散大无光，时郑声，喃喃自语，循衣摸床，撮空理线，手瘛疭蠕蠕动，精气绝也。危殆难治。

24.心病家，精气绝，医药罔效，昏昏然数日待死，卒然神识转清，欲饮食，言身后事，不可予饱食，宜啜粥面汤少许，以助胃气，势终难复，此胃败除中，回光返照也。主死。

25.心病家，面色苍苍，口唇绀而复转红，肢厥冷而复转暖，脉由促、代、结转齐，由微弱转平，息疾喘高转静，喉中痰涎隐隐去，胁下症积缓缓缩，腹胀已减，减而足言，跗肿渐消，爪甲润泽，均为向愈之征，不可不察也。当用良药调之。

26.心病家，喘急者，宜半卧或半坐位，高其枕而顺其颈，捶其背而畅其痰，以求阴阳顺接也。

27.心病家，久坐伤肉，骶尾肉苟皮不仁[9]，是为血痹，血凝不通故也。宜涂红花酒并按摩之[10]，换其位，勿令久压，治不得法，血瘀腐败，必化脓血，褥疮已成，当用外治法。

28.心病家，久卧不动，营卫虚则肉苟；经络瘀而一腿独肿如柱，按之凉，压之肿没指[11]，宜抬高其肢，以助血流，并内服养血化瘀之品善调之。

29.心病家，宜清淡饮食勿伤其胃，视其胃气盛衰，予肉、蛋、鱼、豆腐、疏蔬等营养质，不可强食求壮。忌生冷、咸食、辛辣、厚腻、黏滑、臭恶。烟酒乃辛辣悍物，伤心肺，宜避之。

30.心病家，大病瘥后，应渐增活动，如散步、太极拳、五禽戏、体操、气功等皆宜，各取其宜，切忌过劳，劳复难治[12]。

31.心病家，虚者多，有不受药者，药宜频饮，勿一次下，多饮则胃反吐出，徒伤胃气。医者用药，不求品类繁多，应求药少力专。下品有毒，更慎剂量，不可违常规而冒用大量以示艺

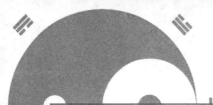

高，伤人性命也。口服药不能下，静脉肌肉注射，肛门灌注，口鼻吸入，皮肤浸浴诸法，均可择其宜者，不可固执一端而误病也。

32.四时之易，寒暑之变，邪伤虚人，宜善养生而调阴阳。坚固自守，无失天信，无逆气宜[13]；守常有节，适四时之寒温，达天地之正气，阴阳谐和，病不发矣。

33.心病家，宜善调情志，保颐真气，"美其食，任其服，乐其俗"[14]，"嗜欲不能劳其目，淫邪不能惑其心"[15]，坦坦然胸怀，奕奕然精神，医家用药必事半而功倍也。

注释

1.五脏元真：《金医要略》语，指五脏真气。

2.佛手瓜蒌汤：作者自拟方，治疗胸痹有效，药物组成为：岷当归、川芎、瓜蒌、薤白、半夏、甘草等。

3.代脉止无定数：古人多云代脉缓弱，止有定数，而心衰病人代脉，常止无定数，故云不同于古人。

4.第六条论述，大致相当于西医学的急性左心衰竭及肺水肿。

5.下品：《神农本草经》把药物按毒性大小分为上中下三品，治疗心衰中草药如夹竹桃等多有大毒，应属下品。

6."上中下皆病，应取其中也"：为作者本人治疗经验，上中下三焦皆病，应由中焦着手用药，效果较好。

7."左中右皆病，应取其偏也"：为作者本人治疗经验，"偏"指肝胆，从生理位置上讲，肝胆脾胃分布在身体的两侧及中间，故云左中右，如左中右皆表现证候，则治疗应由肝胆着手，效果较好。

8.虚者多数脉：虚寒家，脉迟者少，而多"数"脉，此为作者临床经验。

9.肉苛：《内经》语，指气血不畅，肌肉麻木沉重症状。

10.红花酒：我科护理部自制药酒，为预防褥疮用。

11.一腿独肿如柱：指气血不通而致之一侧下肢肿大，相当于西医的静脉血栓形成。

12.劳复：《伤寒论》语，病后有因劳而复发加重者，谓之劳复。

13.无失天信，无逆气宜：《内经》语，即勿违天地阴阳变化的规律。

14.美其食，任其服，乐其俗：《内经》语，云善养生之人，能习惯一般饮食，衣服，风俗习惯，保持宁静而愉快的心情。

15.嗜欲不能劳其目、淫邪不能惑其心：《内经》语，云善养生的人，不被嗜好爱欲，淫乱邪风诱惑，而保持心情平静愉快。

医话部分

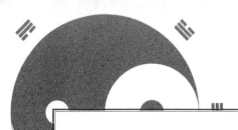

肺性脑病44例临床报道

　　自1978年至1990年期间，收治肺心病急性发作合并肺性脑病44例。我们采用中医辨证，配合西药治疗，获得较好疗效，现报告如下。

一、临床资料

　　一般资料：本组共44例，男性30例，女性14例；年龄最大者81岁，最小者50岁，平均65.5岁，肺心病病史最长者30年，最短者2年，平均16年，其中10年以上者23例，住院天数最短5天，最长132天，平均68.5天。有吸烟史者20例。

　　临床表现：嗜睡或沉睡者30例，昏迷者14例，抽搐者12例，谵语者10例，烦躁者24例，头昏、头痛者22例，表情淡漠者14例，精神委顿者31例，失眠、睡眠颠倒者25例，多汗者25例，腹胀者25例，球结膜充血、水肿者10例，双下肢水肿者37例。检测计算力、自知力、定向力、注意力、判断力、记忆力等均有程度不等的降低。脉弦滑而结代者7例，滑而结代4例，细数而结代10例，细数脉7例，弦细数7例，沉细脉3例，弦细脉5例，弦涩脉1例。红舌11例，舌黯红13例，舌紫黯14例，绛舌3例，舌淡红3例，有瘀斑、瘀点2例。薄紫苔6例，薄黄苔5例，白腻苔20例，黄腻苔11例，少苔2例。

　　并发症：本组病例合并心力衰竭者37例，其中心衰Ⅲ度者23例；并发心律失常者20例，其中室性早搏8例，房性早搏7

例，房颤 2 例，房扑 1 例，短阵房速 2 例，并发上消化道出血 11 例，并发休克 13 例。

实验室检查：血气分析 6 例示低氧血症、高碳酸血症及酸碱失衡，血红蛋白大于 150g/L 者 34 例；白细胞总数大于 $10 \times 10^9/L$ 者 22 例，中性粒细胞大于 70% 者 41 例（提示肺性脑病时中性粒细胞百分比增高比白细胞总数增高更能敏感地反映感染的存在）；谷丙转氨酶大于 40 卡门氏单位者 16 例，非蛋白氮、尿素氮增高者 26 例，肌酐增高者 9 例，低钠血症 13 例，低氯血症 13 例，高钾血症 6 例，低钾血症 7 例。

二、治疗方法

痰浊闭窍（7 例）：症见神志时清时昧或嗜睡昏迷，气息短促，痰涎壅盛，头昏且重，表情淡漠，唇甲紫钳，舌紫黯、苔白腻，脉滑数。治以豁痰开窍。用苏合香丸，每服 1 丸，日服 2～3 次，煎服涤痰汤，药用橘红、姜半夏、茯苓、枳实、竹茹、胆南星、菖蒲、贝母等。

痰火扰心（5 例）：症见神识昏朦，烦躁不安，谵语甚至捻衣摸床，气促痰鸣，唇甲紫绀，大便干燥，小便短赤，舌红绛、苔黄腻，脉滑数或细数。治以清心豁痰，开窍醒神。用安宫牛黄丸或至宝丹，每服 1 丸，日服 2～3 次，煎服清营汤、黄连温胆汤，药用玄参、莲子、竹叶、犀角、麦冬、丹参、黄连、竹茹、茯苓、半夏、陈皮、天竺黄、菖蒲、大黄、郁金等。

肝风内动（5 例）：症见意识朦胧，抽搐震颤，循衣摸床，两目上视，颈项强直，角弓反张，舌红绛或紫黯、苔黄少津或少苔，脉弦滑数或细数。治以滋阴潜阳，平肝熄风。常用羚羊钩藤汤、大定风珠等，药如羚羊角、钩藤、菊花、生地、白芍、竹茹、贝母、生石决明等。

痰瘀互结（19 例）：症见神志昏朦，面色晦黯，手足青黑，

医话部分

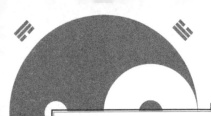

痰涎壅盛，咳逆倚息、短气不得卧，舌紫黯、苔白腻，脉弦涩或弦滑。治以化痰祛瘀、醒神开窍。用局方至宝丹，每服1丸，日服2次，煎服佛手二陈汤、苓桂术甘汤合桃红四物汤，药如当归、川芎（佛手散），桃仁、橘红、半夏、茯苓、白术、天竺黄、胆南星、菖蒲等。

痰盛气衰（8例）：症见面色唇甲淡黯，倦卧或昏不知人，呼之睁眼而反应差，呼吸微弱、浅促，喉中痰鸣但无力咳痰，小便失禁，四肢厥冷，舌淡或紫、白苔，脉沉弱或细数无力。治从益气养阴，涤痰开窍。方用生脉散、醒神散，药如人参或西洋参、麦冬、五味子、黄芪、胆南星、石菖蒲、天竺黄、郁金等。

兼证：兼见皮肤瘀斑、呕血、便血者，属热瘀伤络，宜加用清热凉血、活血止血之品，如水牛角粉、生地、丹皮、白芍、当归、三七粉等，兼见面色晦暗、汗出、肢冷、脉微欲绝者，属元阳欲脱，宜加用回阳救逆之品，如人参或西洋参、干姜、附子等，兼见浮肿、心悸、气短、不能平卧、尿少者，属脾肾阳虚，宜加用温肾健脾，利水消肿之品，如制附片、茯苓、桂枝、白术等，兼大便秘结、腹胀满、苔黄燥者，属阳明热结宜加用泻火通腑之品，如生大黄、玄明粉等。

另外所有病例同时并用控制感染，纠正酸碱平衡之类西药。电解质紊乱及左心衰竭并存者应用肺心病急性发作期的常规西药治疗。

三、治疗效果

疗效标准：本组病例按1980年10月全国第三次肺心病专业会议修订的《肺性脑病诊断标准》判定。

治疗结果：临床治愈（病情缓解，生活自理或基本自理，咳喘减轻）30例，治愈率占68.18%，治疗时间2-10天，平均6天，死亡14例，占31.82%。其中痰浊闭窍4例，肝风内动4

例，痰盛气衰 6 例。治愈病例均在 1～3 天内神志转清。

四、讨　论

本文报告 44 例，按中医辨证可分为五个证型。本组以痰瘀互结见证为多，我们在古方佛手散（当归、川芎）的基础上，重用甘肃特产药材岷当归 30-90g，组成方剂，酌加醒神开窍化瘀之品治疗本病，常获良效。本组病例有明确诱发因素者 34 例，占 77%，其中 30 例患者因气候骤变或于秋冬寒冷季节不慎外感并发肺部感染而发生肺性脑病，有 4 例患者因饮食不当而腹泻不止，诱发本病。故强调避风寒、适寒温、调情志、节饮食，对预防本病的发生有着重要意义。本组病例冬季发病者 33 例，冬季死亡者 8 例。故早期发现，及时正确治疗，为提高本病疗效的关键所在。肺性脑病一旦出现头昏、头痛，表情淡漠，定向力障碍，神志恍惚等症时，应及时救治，获愈的 30 例患者都属此类型。本组死亡 14 例其中有呕血、便血兼症者 8 例，故肺性脑病有呕血、便血兼症者死亡率较高。

佛手通乳方

产后乳汁少或无，多责之于分娩后气血亏虚，肝气疏泄失司，冲任不调。余以佛手通乳方治之，屡获显效，介绍如下：

【组方】　岷当归 30～60g，黄芪 30g，黄精 15～20g，川芎、仙茅、仙灵脾、穿山甲、王不留行、柴胡、通草各 9g、甘草 5g。每日 1 剂，每月连服 10 剂，可连用 3 个月。

【方义】　佛手散（当归、川芎）补气养血，化瘀滞，通经络；二黄二仙补阳气，助精气之升华；柴胡化郁助疏泄，穿山甲、王不留行通经下乳；甘草益中，和诸药。如此，气血精气得补，气机疏泄有制，冲任谐和，乳自生矣。

医案部分

中风5例

【案1】 高某，男，72岁，1989年6月24日初诊。主诉：右侧肢体偏瘫，讲话不流利2月余。患者家属述：患者于4月13日晨起突发右侧肢体无力，口流涎，语言不利，急送往某医院就诊，做头颅CT提示："左侧基底节区脑梗死"。予对症治疗，生命体征平稳，右侧肢体无力稍好转，右下肢在床上可水平移动，为进一步治疗，来我院门诊求治。症见：右侧肢体软弱无力，口眼歪斜，语言不利，神疲乏力，动则汗出，面色萎黄，纳差，舌质淡暗苔白，脉弦细。检查眼底两侧视乳头清楚，动脉反光较强。神经系统检查：右侧肢体肌张力增高，腱反射亢进，肌力Ⅱ～Ⅲ级，霍夫曼征阳性，Babinski 氏征及同位征（+）。西医诊断：脑梗死。中医证属中风（气虚血瘀）。治当益气活血，方用佛手益气活血汤加减：岷当归30g，川芎7g，黄芪15g，赤芍、水蛭（研末冲服）各9g，丹参12g，甘草5g。水煎分2次温服，每日1剂，取5剂。

6月29日二诊：患者服药后右侧肢体无力、口眼歪斜有所减轻，但讲话仍欠利，汗多，睡眠欠佳，舌脉同前。上方调整：岷当归50g，川芎12g，黄芪20g，赤芍、水蛭（研末冲服）各9g，丹参、牛膝各15g，甘草10g，煅龙骨（先煎）、煅牡蛎（先煎）各15g，桑寄生、远志各20g。水煎分2次温服，每日1剂，取5剂。

7月8日三诊：右侧肢体无力、口眼歪斜较前减轻，讲话较

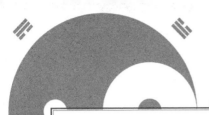

前为清楚，右下肢较前有力，肌力Ⅳ级，可持拐行走，舌脉同前。继服上方10剂，同时嘱患者注意饮食营养，坚持功能锻炼。

7月18日四诊：患者口眼歪斜接近正常，在他人的监护下可自己行走，但不太稳，胃纳可，夜寐可，出汗较前减少。上方调整，岷当归60g，川芎15g，黄芪25g，赤芍12g，丹参18g，水蛭（研末冲服）9g，甘草10g，牛膝15g，桑寄生、石菖蒲、远志各25g。水煎分2次温服，每日1剂，取10剂。

7月30日五诊：口眼歪斜消失，讲话流利，双下肢可自行行走，肌力Ⅳ级，神疲乏力消失。上方调整：岷当归70g，川芎15g，黄芪30g，赤芍、牛膝各15g，丹参18g，水蛭（研末冲服）9g，甘草10g，桑寄生、远志、石菖蒲各30g。水煎分2次温服，每日1剂，取10剂。

8月10日六诊：双下肢行走自如，肌力Ⅴ级，其他诸症均消失。上方调整：岷当归80g，川芎、赤芍各15g，水蛭（研末冲服）9g，甘草10g，牛膝15g，黄芪、远志、石菖蒲各30g。水煎分2次温服，每日1剂，取10剂。以善其后。

【案2】　张某，男，62岁，于1986年9月21日来诊，述三年前突发右半身不遂，语言不利，诊断为脑血栓形成。经治疗右半身不遂有所好转，但语言不清，经久不愈，就诊时半身不遂，偏身麻木，口眼歪斜，言语謇涩，烦躁失眠，眩晕，耳鸣，脑鸣，手足心热，大便干。舌质暗红，少苔，脉细弦数。神经系统检查：右侧肢体肌张力增高，腱反射亢进，肌力Ⅲ-Ⅳ级，Babinski氏征（+）。西医诊断：脑血栓形成后遗症。中医诊断：中风（阴虚风动）。治当育阴熄风，方用自拟佛手育阴汤：岷当归30g，川芎9g，熟地12g，白芍9g，麦冬12g，玄参12g，菊花、钩藤（后下）各9g，麻仁15g，菖蒲20g，甘草5g。水煎分两次服，每日1剂，共6剂。

9月27日二诊：感语言较前略有进步。眩晕，耳鸣，脑鸣稍好转，大便仍干，心烦不寐。舌淡暗，少苔，脉弦数。调方如下：岷当归45g，川芎9g，熟地12g，白芍15g，麦冬15g，玄参15g，菊花、钩藤（后下）各9g，菖蒲20g，麻仁15g，郁李仁30g，黄连7g，甘草5g。

水煎分两次服，每日1剂，共10剂。

10月8日三诊：语言不利好转，右侧肢体较前有力，眩晕，耳鸣，脑鸣好转，大便正常，心烦好转。舌淡暗，苔白，脉弦。调方如下：岷当归90g，川芎9g，熟地12g，白芍15g，麦冬15g，玄参15g，菊花、钩藤（后下）各9g，菖蒲20g，黄连7g，甘草5g。

水煎分两次服，每日1剂，共10剂。

10月18日四诊：语言不利继续好转，右侧肢体力量增加，眩晕消失，耳鸣，脑鸣好转，二便调。舌淡暗，苔白，脉弦。查体：右侧肢体肌力Ⅳ级。继续调方：岷当归90g，川芎9g，熟地12g，白芍24g，麦冬15g，玄参15g，菊花、钩藤（后下）各9g，菖蒲20g，甘草5g。

水煎分两次服，每日1剂，共10剂。

10月28日五诊：语謇大好、吐字较前清晰，右上下肢亦较前有力。前方略调整，再10剂，以求全效。

【案3】　乔某，男，71岁，于1989年3月20日来诊，述两月前突发左侧肢体无力，饮水呛咳，到某院就诊诊断为：多发性脑梗死。经治无力稍好转，但饮水呛咳严重，为进一步治疗，来我院求治。症见：半身不遂，肢体困重，偏身麻木，饮水呛咳，头晕，头重，咳嗽痰多，舌质暗，舌苔白腻，脉弦滑。神经系统检查：左侧肢体肌张力增高，腱反射亢进，肌力Ⅲ级弱，Babinski氏征（+）。西医诊断：多发性脑梗死。中医诊断：中风（风痰瘀血，痹阻脉络）。治当平肝熄风，化痰通络。方用自拟佛手二陈汤加减：岷当归30g，川芎7~9g，半夏7~12g，茯苓、

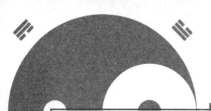

陈皮、胆南星、钩藤（后下）、红花各 9g，甘草 5g。麝香 0.1g（冲服）。水煎分两次服，每日 1 剂，共 10 剂。

1989 年 3 月 29 日二诊：述饮水呛咳稍好转，肢体困重，偏身麻木减轻，头晕，头重，咳嗽痰多明显好转，舌质暗，舌苔白腻，脉弦滑。上方岷当归加至 45g，加葛根 12g，继服 10 剂。

1989 年 4 月 10 日三诊：述饮水呛咳明显好转，诸证减轻。查体：左侧肢体肌力 IV 级，Babinski 氏征（+）。舌质淡暗，舌苔白腻，脉弦。上方岷当归加至 60g，加白芍 18g、菖蒲 10g、薏苡仁 15g、砂仁（后下）9g，继服 10 剂。

1989 年 4 月 20 日四诊：饮水呛咳已不明显，肢体无力好转，麻木减轻，头晕，头重，咳嗽痰多消失。查体：左侧肢体肌力 IV 级。舌质淡暗，苔白，脉弦。上方调整：岷当归 90g，川芎 15g，黄芪 20g，白芍 18g，丹参 18g，水蛭（研末冲服）9g，羌活 10g，甘草 10g，水煎分 2 次温服，每日 1 剂，取 10 剂。以善其后。

【案 4】　杨某，男，57 岁，于 1990 年 4 月 23 日来诊，家属述一月前突发右侧肢体无力，口眼歪斜，言语謇涩，到某院就诊诊断为：大面积脑梗死。经治生命体征平稳，但右侧肢体无力，口眼歪斜，言语謇涩无变化，为进一步治疗，来我院求治。症见：半身不遂，偏身麻木，口眼歪斜，言语謇涩，头晕，便干便秘，咳痰较多，舌质暗红，苔黄厚腻，干燥少津，脉弦滑。神经系统检查：神清，精神极差，语言不利，左侧肢体肌张力增高，腱反射亢进，肌力 III 级，Babinski 氏征（+）。西医诊断：大面积脑梗死。中医诊断：中风（痰热腑实，风痰上扰）。治当通腑化痰，方用自拟佛手通腑化痰汤加减：岷当归 30g，川芎 7g，半夏 9g，茯苓、陈皮各 9g，竹沥 30g（调服），大黄（后下）5g，芒硝（溶服）6g，桃仁 6g，甘草 5g。水煎分 2 次温服，每日 1 剂，取 5 剂。

1990 年 4 月 29 日二诊：头晕，便干便秘，咳痰好转；余症变化不明显。舌质暗红，苔黄腻，脉弦滑。调方如下：岷当归45g，川芎9g，半夏9g，茯苓、陈皮各9g，桃仁9g，茺蔚子10g，菖蒲15g，郁李仁30g，白芍15g，黄芩10g，甘草5g。水煎分2次温服，每日1剂，取5剂。

1990 年 5 月 5 日三诊：右侧肢体无力好转，可在床上来回移动，咳痰消失。舌质暗红，苔腻，脉弦。调方如下：岷当归60g，川芎9g，黄芪20 g，白芍18g，丹参18g，水蛭（研末冲服）9g，羌活10g，茯苓、陈皮各9g，菖蒲15g，黄芩10g，甘草5g。水煎分2次温服，每日1剂，取10剂。

1990 年 5 月 15 日四诊：右侧肢体无力继续好转，可在床上抬腿30°，语言较前流利，二便调。舌质暗红，苔白，脉弦。继续调方：岷当归90g，川芎10g，黄芪20g，白芍24g，丹参18g，水蛭（研末冲服）10g，羌活10g，菖蒲15g，甘草5g。水煎分2次温服，每日1剂，取10剂。

1990 年 5 月 25 日五诊：右下肢可在床上抬腿45°以上。舌质暗红，苔白，脉弦。上方继服10剂，并嘱加强营养，逐渐下床活动。

1990 年 6 月 5 日六诊：可自行行走几十米，说话别人可听清楚。

嘱上方继服10剂，继续活动锻炼。

【案5】 李某，男，67岁，1991 年 8 月 3 日初诊。主诉：左侧肢体无力一周。患者于一周前因情绪激动，突发左侧肢体无力，未予重视，休息后未缓解，今来求治。目下症见：左侧肢体无力，头晕，烦躁，失眠，肢体麻木，便干便秘，舌质红，舌苔黄腻而干，脉弦大。神经系统检查：神清，烦躁，左侧肢体肌张力适中，腱反射正常，肌力Ⅲ级，Babinski 氏征（+）。中医诊断：中风（风火上扰）。治当平肝熄风，方用自拟佛手熄风汤加

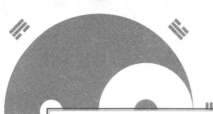

减：

岷当归 10g，川芎 6g，羚羊角（冲服）5g，菊花 9g，白芍 12g，怀牛膝 20g，代赭石（先煎）20g，生地 15g，钩藤（后下）9g，连翘 9g，桑叶 9g，生石决明（先煎）15g，黄连 9g，甘草 5g。水煎分 2 次温服，每日 1 剂，取 5 剂。

1991 年 8 月 9 日二诊：仍左侧肢体无力；失眠，头晕，烦躁好转，肢体麻木，便干便秘，舌质红，舌苔黄腻，脉弦大。调方如下：岷当归 20g，川芎 9g，菊花 9g，白芍 12g，怀牛膝 20g，代赭石（先煎）20g，生地 15g，钩藤（后下）9g，生石决明（先煎）15g，黄连 9g，郁李仁 30g，合欢皮 10g，远志 10g，甘草 5g。水煎分 2 次温服，每日 1 剂，取 5 剂。

1991 年 8 月 15 日三诊：左侧肢体无力好转；失眠改善，头晕，烦躁，肢体麻木好转，便秘减轻，舌质红，舌苔黄，脉弦。调方如下：岷当归 30g，川芎 9g，黄芪 20g，丹参 10g，水蛭（研末冲服）10g，羌活 10g，菊花 9g，白芍 18g，怀牛膝 20g，生地 15g，钩藤（后下）9g，黄连 9g，郁李仁 30g，合欢皮 10g，远志 10g，甘草 5g。水煎分 2 次温服，每日 1 剂，取 10 剂

1991 年 8 月 25 日四诊：左侧肢体无力明显好转，肢体麻木减轻，睡眠可，二便调。舌质红，舌白，脉弦。查体：左侧肢体肌力 IV 级。

调方继服：岷当归 60g，川芎 9g，黄芪 20g，丹参 10g，水蛭（研末冲服）10g，羌活 10g，白芍 18g，伸筋草 15g，牛膝 15g，甘草 5g。10 剂。

1991 年 9 月 5 日五诊：左侧肢体活动基本自如。上方继服 5 剂。

【按】 中风是以突然昏仆，或不经昏仆而仅以涡僻不遂为主症的疾病，皆与脑脉瘀血，经络阻滞有关。《素问·生气通天论》云："阳气者大怒则形气绝，而血菀于上，使人薄厥。"楼

英《医学纲目·风证辨异》云："中风皆因脉道不利，气血闭塞也。"中风之发生，病理虽较复杂，但可用虚（阴虚、气虚）、火（肝火、心火）、风（肝风、外风）、痰（风痰、湿痰）、气（气逆）、血（血瘀）六端概之。而其中又以肝肾阴虚为其根本。本病多因情志忧思恼怒，或饮食不节，或劳思房伤，或外邪侵袭等因素，导致阴阳失调．脏腑偏盛或偏虚，气血错乱而发。但无论何因素占主导，其基本的病理转归都将导致瘀血形成，闭阻脑脉，而出现中风诸症。治疗对照，对气虚血瘀型中风证，用补阳还五汤益气活血，通络化瘀，采用黄芪为主，取其"气为血之帅，气行则血行"之意，在临证过程中，以"佛手益气活血汤"为主，随证选用"佛手育阴汤"、"佛手二陈汤"、"佛手熄风汤"、"佛手通腑化痰汤"加减。痰浊盛者加竹沥 30g（调服）；肝火引动心火，心烦舌糜烂者加黄连、连翘各 9g。大便干不解者可加郁李仁 30g，心烦不寐者加黄连 7g。痴呆者加枸杞子 9g、黄精 20g；痰盛者加胆南星 15g，半夏 15g，茯苓 15g；呛咳重者加白芍 15g，麝香（冲服）0.1g；头晕沉重者加菊花 9g；舌红者加连翘 15g；苔腻者加薏苡仁 15g、砂仁（后下）9g。

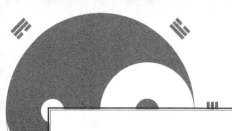

脑外伤4例

【案1】　王某，男，32岁。1990年4月14日初诊。

三年前脑外伤引起右侧肢体偏瘫，语言欠清，表达差。舌淡红，苔黄，脉弦。查体：右侧偏瘫，肌力Ⅲ级。西医诊断：脑外伤后遗症。中医诊断：痿证（肝肾不足，瘀血阻络）。治宜滋补肝肾，化瘀通络。方用自制佛手补髓汤加减：岷当归30g，川芎12g，赤芍10g，水蛭（研末冲服）10g，黄精15g，枸杞子9g，仙茅15g，甘草9g，麝香（冲服）0.01g。水煎分多次服，每日1剂。

5月08日二诊，肌力进步，舌淡红，苔白，脉弦。上方去麝香，加伸筋草10g、羌活10g、木瓜10g、补骨脂10g继服。

5月19日三诊，病情稳定。岷当归加至45g继服。

5月26日四诊，继续好转。效不更法，上方加菖蒲10g继服。

6月12日五诊，语言不利好转。舌淡红，苔黄，脉弦。

岷当归60g，川芎12g，赤芍10g，水蛭（研末冲服）10g，黄精15g，枸杞子10g，仙茅10g，伸筋草10g、羌活10g、木瓜10g、补骨脂10g，菖蒲10g，甘草10g。

水煎分服，每日1剂。

7月03日六诊，右侧偏瘫进步。上方继服。

7月17日七诊，语言较前明显流利，肌力进步，肌力Ⅳ级。继服。

9月24日八诊，语言流利，肌力明显进步。肌力Ⅳ级强。临床痊愈。

【案2】 王某，男，28岁。1991年5月25日初诊。

1990年04月10日车祸致脑部受伤，昏迷半月。后右侧肢体偏瘫，肌力Ⅲ级；记忆力减退，不能回忆受伤经过；头痛、头晕。西医诊断：脑外伤后遗症。中医诊断：痿证（肝肾不足，瘀血阻络）。治宜补益气血，滋补肝肾。方用佛手补髓汤加减：岷当归30g，川芎12g，赤芍10g，水蛭（研末冲服）10g，黄精15g，枸杞子9g，仙茅5g，甘草9g，麝香（冲服）0.01g。水煎分多次服，每日一剂。

1991年5月30日二诊：服药后无不适感，为服药方便，改为补脑膏，每日两块，烊化冲服。

1991年7月13日三诊：头痛、头晕，记忆力减退明显好转，能记起去年受伤经过，并写下3000～4000字记录，右上臂能摸着头，右下肢活动好转，能上下楼，肌力Ⅳ级。继服补脑膏，每日两块。

1991年08月17日四诊：头痛、头晕消失。肢体活动基本如常，肌力5级弱。临床痊愈。

【案3】 高某，男，27岁。1991年10月05日初诊。

患者于1986年坐摩托车碰伤，昏迷70天，右颞骨粉碎骨折，经治疗好转。目前留有半身不遂，左手指不能伸开；时有癫痫大发作，全身抽搐，口吐白沫，一月2～3次。检查：左侧肢体偏瘫，肌力3级。脑电图示：持续出现60～250μV、5～6c/s正弦θ形活动，且有单个或成对出现160～220μV尖，棘波放电，波幅左右两侧不对称，提示高度异常脑电图。舌红，苔黄，脉弦细。西医诊断：脑外伤后癫痫。中医诊断：痫证。方用补脑膏，每日两块，烊化冲服。

1991年11月08日二诊：近一个月癫痫未发作，左手指可

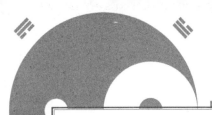

伸开。舌红，苔黄，脉弦细。效不更法，继服补脑膏，每日2块治疗。

1991年12月29日三诊：两个月抽搐1次，时间缩短。左侧肢体活动明显好转，检查：肌力Ⅳ级。继服补脑膏以善后。

【案4】 刘某，男，2岁半。1992年5月12日初诊。

家属述于1991年05月从自行车上摔下，头部着地，当即昏迷。急送往某医院救治，头颅CT示：广泛硬膜下积液，右顶额叶低密度影多为脑软化或炎性水肿改变。于6月26日手术治疗，术后40天开始神志转清，能简单发音。8月4日出院。目下症见：四肢软弱无力，不能独立行走，言语不清。查体：神志清楚，语言不利，能发单音，四侧肌力2级。舌淡，苔白，脉细。西医诊断：脑外伤后四肢瘫。中医诊断：痿证。治疗用补脑膏，每日两块，烊化冲服

1992年08月12日二诊：服补脑膏3个月，1月前能独立行走20～30米，能发词组，例："吃饭"、"喝水"等；现能独立行走100米左右，能发简单句子，例："我要吃饭"、"我要喝水"。查体：四肢肌力4级弱。舌红，苔白，脉细。

1992年10月28日三诊：语言流利，能独立行走。继服补脑膏1月以善其后。

【按】 脑外伤患者受不内外因之伤，重创脏腑，造成脏腑气机逆乱、暗耗阴血，瘀血阻滞，损及肝肾而致脑脉诸窍失养，出现半身不遂，痿躄不用，言语不利，抽搐发作等症。方用佛手补髓汤使瘀血得化，气血得补，肝肾得养。佛手补髓汤中是以当归养血活血为君，加入川芎、黄芪、赤芍益气活血，枸杞子、黄精、仙茅、仙灵脾、龟板、山萸肉、补骨脂、益母草补益肝肾，并辅以水蛭加强其活血功效，用甘草调和诸药，诸药经合理配伍协同起益气活血、补益肝肾之功效。方中重用甘肃特产药材岷当归，取其养血化瘀之性，辅以仙茅、仙灵脾、枸杞子、杜仲等补

益肝肾，如此气血、肝肾得补，瘀滞得化，筋脉得疏，而诸症悉除。

随着人类文明和现代交通工具的发展，脑的外伤性损害与日骤增，已经成为当代医学和社会学的重要研究课题。脑外伤救治上的进步，尚不足以令人满意，脑外伤性瘫痪的治疗，仍是医学界视为棘手的问题。脑外伤瘫痪属于痿症范畴。其表现虽多种多样，但其病机不外是五脏震荡、气血逆乱、本气大衰、气滞血瘀导致筋脉失养、髓海空虚而生诸证。目前世界各国对这类疾病的治疗多采用脑细胞活化剂、脑保护剂、医疗体育等，而对于神经系统变性疾病当今世界公认无有效方法治疗。且上述治疗手段费用昂贵，疗效有限，在临床使用上受到影响和限制。近年来，应用中药治疗此类疾病前景广阔。

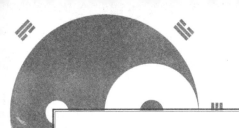

小儿脑瘫4例

【案1】　成某，男，1岁9个月。1990年3月29日初诊。

第一胎，足月顺产，生后一般情况好，第三天开始抽搐，一日3次，发作时呈持续性大抽，四肢紧，眼上翻，发绀，每次2~3min。现已1岁9个月仍不会坐，不会爬，不能站立，能认人，不会发音。无家族癫痫史。查体：表情呆傻，出牙20个，牙釉质正常，前囟已闭，头围44cm，胸围47cm（头围小于胸围3cm，正常儿2岁时胸围大于头围1cm），不能坐，不能站立，扶腋下可作向前迈步状（剪刀步态），深反射（膝、跟腱，肱二头、三头腱反射）亢进。Babinski氏征及同位征（+）。省妇幼保健院智测：发育商（DQ）48。

诊断：小儿脑瘫治疗用补脑膏，每日半块，烊化分次冲服。

1990年6月30日复诊：已服药近3个月，患儿体力好转，可独立站立，可自行行走8~10步，仍不会说话。查体：表情呆傻，可独走数步，呈剪刀步态，行路不稳。深反射亢进较前好转，仍不会说话。复查智商（DQ）59。

【案2】　雒某，男，3岁10个月。1990年8月26日初诊。

患儿于发育过程中发现其智力差，现已3岁10个月，只能说词组。曾在市保健院做染色体检查正常。有宫内窒息史。查体：表情呆傻，前额低，多毛，头围46.5cm（相当于1岁小儿头围）。心肺腹（-）。神经系统检查无明显异常。精神发育明显落后，不会说话。省妇幼保健院智测：能力商：10分。诊断：脑发育不全。治疗用补脑膏，每日1块，烊化分次冲服。

1991年3月19日复诊，服药6个月，已能说5个字的句子。认识简单颜色，红色、绿色，认识诊室内各种用具，"杯子"、"笔"、"纸"、"书"。能分辨照片上人的年龄（小孩、老人）。头围47.5cm。复查智测：能力商：67分。

【案3】　袁某某，女，2岁2个月。1990年2月15日初诊。

因痴呆，不能行走来诊。患儿为第一胎，足月顺产，生产过程中羊水早破，因滞产用过催产素，7个月能坐，1岁半时扶住能向前迈步，但直至今日仍只能扶着迈步，不能独走，患儿自1岁半时能无意识发"爸"音，现仍只能发此单音。查体：体重：13.5kg，身长：87cm。表情呆傻，时露傻笑，扶着向前迈步，足尖点地，不能独站。神经系统检查：双侧膝腱、跟腱、肱二头肌、三头肌腱反射明显亢进，踝阵挛（+），肌张力增高，肌力正常。省妇幼保健院智测：发育商（DQ）59.4（及格75～80）。

诊断：脑发育不全。给补脑膏，每日半块，烊化分次冲服

1990年4月4日二诊，服药49天，患儿已能独站，并独走8～10步，能发"妈妈"音。神经系统检查：基本同前。深反射亢进减轻。继给补脑膏一月。

1990年5月8日三诊，可独走几十步。复查智测：发育商（DQ）69。

【案4】　刘某某，女，11岁。1990年2月3日初诊。

因三四年来烦躁，易与同学争吵、打架、打人，喜欺负人，手颤，做怪脸，傻笑，在教室及家中都坐不住。于1990年1月31日曾去北京安定医院儿科门诊测智商：IQ为71。诊断为多动症，智商低下。考虑病毒性脑炎后遗症。给服利它林，未服。目前患儿思维似幼儿，不能跟班上课，两门主课皆不及格：数学47分，语文50分。既往史：反复呼吸道感染及高热史。查体：

医案部分

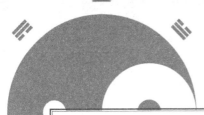

表情呆板，多动，做怪脸，消瘦，结膜较苍白，心尖部可闻及Ⅰ级收缩期吹风样杂音，不传导。P：92次／min。肺腹（－），肝不大。神经系统检查：无明显阳性所见，双膝反射减弱。诊断：病毒性脑炎后遗症，智商低下。

治疗：补脑膏　一天1块，连服1个月。如无不良反应，再服一月。

1990年3月28日二诊：一个月后复查。患儿诸症明显减轻，学习成绩好转，精神安定。到甘肃省保健院做智测，并嘱听写，无手颤，字迹清晰。复查IQ：96。

【按】　小儿脑瘫，小儿智力低下属中医"五迟"、"五软"、"胎弱"范畴。多由先天禀赋不足、早产、难产或后天失养所致，治疗以补髓养肾为大法，常显示一定疗效。补脑膏为夏永潮主任医师所创建的"中医佛手治疗体系"中一个方剂，本方剂的特点是在古方"佛手散"的基础上重用甘肃特产药材岷当归，加赤芍、龟甲等制成，取益智醒脑、滋肾补髓之效。补脑膏的配方中是以当归养血活血为君，加入川芎、黄芪、赤芍益气活血，枸杞子、黄精、仙茅、仙灵脾、龟板、山萸肉、补骨脂、益母草补益肝肾，并辅以水蛭加强其活血功效，用甘草调和诸药，诸药经合理配伍协同起益气活血、补益肝肾之功效。

小儿智力低下、小儿脑瘫是严重危害人类健康的病症。据美国1973年统计，智力低下占总人口数的3%。其中轻度者为2.5%，中度者为0.5%。在我国轻型介于0.5%～2.7%，重型介于0.3%～1.1%之间。小儿脑瘫（cerebral palsy，CP）的发病率在各国一般介于1‰～2‰，我国的发病率是在1.8‰～4‰之间。我国的脑瘫患者，大约在200万以上，应视为神经系统常见疾病，既是医学科学问题，也是一个重要的社会问题。近十余年来国内外学者对脑瘫的基础和临床研究已经提高了认识，并进行了有益地研究和探讨。小儿智力低下和小儿脑瘫属中医"五软"、

"五迟"、"胎弱"、"胎怯"、"白痴"、"痿躄"范畴。实验研究：补脑膏能明显降低血液和血浆黏度，缩短红细胞电泳时间，对 ADP 诱导的大鼠血小板聚集有非常显著的抑制作用，对 ADP 已聚集的血小板有非常明显的解聚作用。能明显地增加机体毛细血管管径，增加微细血管开放数，明显延长肾上腺素引起的血管收缩的潜伏期，对抗肾上腺素引起微细血管闭合，可明显增加麻醉大脑血流量，促进胸腺萎缩，使小鼠血清中凝集素和溶血素含量显著上升。对 DNCB 激发的迟发型变态反应有显著的抑制作用，使外周血中 NBT 阳性嗜中性粒细胞百分比显著提高，对淋巴细胞 ANAE 染色反应无明显影响。药理作用证实补脑膏对临床治疗多种原因所致脑损害有显著疗效，能明显改善血液流变性，增加微循环内血液与组织细胞间的物质交换面积，保证脑的血流供应。在对机体免疫功能的影响方面，补脑膏具有双向调节作用，一方面能促进免疫球蛋白的合成，提高血清抗体水平，增加吞噬细胞活性，有利于炎症的局限化及吸收。另一方面又可抑制细胞免疫、抗炎、抗变态反应，这对增进机体的抗病能力和机体的康复具有非常重大的意义。

医案部分

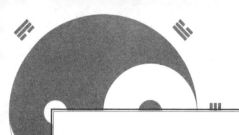

眩晕3例

【案1】　唐某，女，39岁，工人。1989年8月10日初诊。

患者眩晕间断发作2年余，常因情绪激动而加重。有高血压病史，规律服用降压药。目下症见：头晕目眩，头痛乏力，腰膝酸困，手足心热，口干口苦，食纳可，睡眠差，大便干。舌红，苔薄白，脉弦细。查体：血压为160/100毫米汞柱。余无阳性发现。西医诊断：高血压病。中医诊断：眩晕（肝肾亏损）。治宜补肾育阴、平肝潜阳。方用六味地黄汤加减：熟地15g，山药15g，山萸肉15g，茯苓10g，泽泻10g，珍珠母（先煎）15g，夏枯草15g，石决明（先煎）15g，白芍12g，菊花15g。

水煎分2次温服，每日1剂，共6剂。

1989年8月16日二诊：眩晕大减，腰膝酸困，手足心热，口干口苦好转，睡眠仍差，大便干。舌红，苔薄白，脉弦细。血压为140/90毫米汞柱。上方加当归45g，枣仁15g，远志10g，五味子10g，白芍加至24g，继服6剂。

1989年8月23　日三诊：眩晕已减，睡眠改善，诸症减轻。上方调整如下：熟地10g，山药15g，山萸肉15g，茯苓10g，泽泻10g，珍珠母（先煎）15g，夏枯草15g，石决明（先煎）15g，白芍18g，菊花15g，枣仁15g，远志10g，五味子10g，继服6剂。

【案2】　高某，女，56岁。1987年6月15日初诊。

患者头晕目眩反复发作3年余。近日来，眩晕频繁发作，常一日数次，伴耳鸣、恶心来诊。症见：头晕目眩，耳鸣，恶心呕吐，心慌，气短，纳呆，二便调。舌淡黯，苔白腻，脉弦滑。西医诊断：美尼尔氏病。中医诊断：眩晕（痰浊内阻）。方用温胆汤加减：半夏 10g，陈皮 10g，茯苓 10g，白术 12g，枳壳 6g，泽泻 6g，吴萸 6g，竹茹 10g，甘草 6g。水煎分服，一日 1 剂，共 6 剂。

1987 年 6 月 22 日二诊：眩晕次数减少，胸闷恶心缓解，唯感仍有耳鸣，纳差。舌脉同前。调方如下：半夏 10g，陈皮 10g，茯苓 10g，白术 12g，枳壳 6g，泽泻 6g，菖蒲 10g，白蔻仁 6g，当归 45g，川芎 10g，水蛭（研末冲服）10g，甘草 6g。水煎分服，一日 1 剂共 10 剂，眩晕已平，余无所苦。

【案 3】 戴某，女，42 岁。1989 年 7 月 21 日初诊。

自述多年前因头部外伤致头晕发作，现时感头晕目眩，头痛，气短，纳呆，眠差。舌黯红，苔白，脉弦细。西医诊断：脑外伤后症候群。中医诊断：眩晕（瘀血阻络）方用自拟佛手定眩汤加减：当归 45g，川芎 15g，赤芍 12g，黄芪 20g，水蛭（研末冲服）10g，羌活 10g，半夏 10g，丹参 10g，白术 10g，天麻 10g，茯苓 10g，甘草 6g。水煎分服，一日 1 剂，共 10 剂。

8 月 2 日二诊：诸症大减，上方当归加至 60g，继服 5 剂。

【按】 眩晕一证，历代医家各有所见。《内经》云："诸风掉眩，皆属于肝"；仲景以痰饮为治；河间认为多属风火为患；丹溪以痰火立论；东垣视脾胃之气虚；景岳谓"无虚不能作眩"；然概而言之，总不越虚实两端。虚乃心、肝、脾、肾之本虚；实乃风、火、痰、瘀之标实。而风火痰瘀之症状，又多在心肝脾肾之虚的基础上出现。虚实之间往往相互交错，变化多端。因此，临证必须详细辨证，抓住本虚标实这一病理特点，根据具体情况，具体分析，权衡轻重缓急，标本兼顾，灵活应变。然在临床实践中根据"久病入络"和"久病在血"的经验，凡久病眩晕或伴见舌黯脉涩者，均可在应证方药中加入岷当归 30～90g 而重用之，并酌加川芎、水蛭等活血化瘀之品，可提高疗效。

医案部分

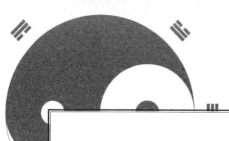

头痛3例

【案1】　文某，男，68岁。1991年6月3日初诊。自述头痛间断发作，经中西医治疗效不佳，今来我院门诊求治。目下症见：头痛目眩，耳鸣，胸闷，偶有胸痛，气短。舌黯，苔薄白，脉弦细。查体：血压为165/100毫米汞柱，化验：总胆固醇及甘油三酯增高。头颅CT示：脑萎缩。心电图示：心肌供血不足。西医诊断：高血压病。中医诊断：头痛（瘀血阻络）。治宜活血祛瘀，通络止痛。方用自拟佛手定痛汤：岷当归45g，川芎10g，白芍18g，丹参10g，僵蚕10g，蜈蚣（研末冲服）2条，细辛6g，羌活10g。每日1剂，水煎分2次服。共10剂。

6月15日二诊：头痛，胸闷，胸痛，气短明显减轻，仍感眩晕，耳鸣。舌脉同前。上方加枸杞子15g、菊花10g、菖蒲10g，继服10剂。

6月25日三诊：诸证大好，血压为140/85毫米汞柱。

【案2】　郭某，男，56岁。1991年8月12日初诊。自述有高血压病史3年余，现感头痛，目眩，耳鸣，烦躁，失眠，四肢麻木，甚至手抖，口干、口苦。查血压165/95毫米汞柱，规律服用降压片。舌红少苔，脉弦数。西医诊断：高血压病。中医诊断：头痛（肝阳上亢）。治宜平肝潜阳。方用佛手定痛汤加减：岷当归45g，川芎10g，白芍18g，丹参10g，僵蚕10g，蜈蚣（研末冲服）2条，细辛6g，羌活10g，天麻10g，钩藤（后下）15g，生石决明（先煎）20g。每日1剂，水煎分2次服。共30

剂，诸证悉除。血压平稳。

【案3】　王某，女，38岁。1992年3月5日初诊。自述头痛头重反复发作，迁延不愈日久，现感头痛，头晕目眩，疲乏无力，舌淡苔白，脉细。查体无阳性发现。中医诊断：血虚头痛。治宜益气养血。方用补中益气汤加减：党参15g，黄芪20g，当归20g，白术10g，鸡血藤20g，大枣10枚，甘草10g。每日1剂，水煎分2次服。共10剂。

1992年3月12日二诊：诸证好转，舌脉同前。调方如下：岷当归45g，川芎20g，白芍20g，黄芪20g，丹参10g，僵蚕10g，蜈蚣（研末冲服）2条，细辛6g，羌活10g，鸡血藤20g，大枣10枚，甘草10g。继服10剂，诸证悉除。

【按】　顽固头痛临床上常具有反复发作，迁延不愈，病程较长的特点，多属内伤头痛范围。这类头痛的病因较为复杂，或因七情六欲，或因劳倦内伤，或因久病生瘀等皆可致气机不利，气血瘀滞，脑络痹阻，清浊相干，风邪上扰而为痛。根据久病必瘀的实践经验，痛有定处的临床特点，以及"高巅之上，唯风可到"的学术思想，我们认为此类头痛以风、瘀为主要病因病机。故自拟佛手定痛汤治疗顽固性头痛。方中当归、川芎为古方佛手散，擅治"经络脏腑诸瘀"，历来为医家所崇尚。当归养血活血，化瘀通络，《本草纲目》唯其"治头痛欲裂"。岷当归为甘肃省特产，质优效高，蜚声国内外。川芎味辛、性温，性善疏散，能通上彻下，行气解郁，祛风燥湿，活血止痛，为血中之气药。《本草正》谓其"能散风寒，破瘀蓄，通血脉"为治疗头痛的良药。白芍敛阴缓急止痛，配川芎更能增强活血化瘀的作用，又可防止川芎之过于辛散。白芷能活利血脉，祛风止痛。细辛祛风散寒，通窍道，达巅顶。蜈蚣最善搜风通络，《医学衷中参西录》云其"走窜最速，内而脏腑，外而经络，凡气血凝聚之处皆能开之"。僵蚕咸辛微寒，能祛风泄热，活络通经。羌活散风，尤胜

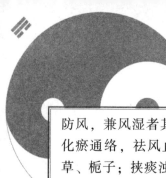

防风，兼风湿者其效益佳。总之，诸药相结合，共奏养血活血，化瘀通络，祛风止痛之效。随证加减：肝火旺者加黄芩、龙胆草、栀子；挟痰浊者加胆南星、半夏、天竺黄；肝气郁结者加柴胡、香附；久病气虚者加黄芪、党参、黄精；肾虚者加山萸肉、枸杞子。

现代药理药化证明岷当归主要含藁苯内酯、正丁醇烯内酯、阿魏酸等 104 种成分。川芎含川芎嗪、挥发油等。当归、川芎均具有镇静、镇痛、抗血小板聚集、改善微循环的作用。白芍主要成分含芍药甙、苯甲酸，鞣质、脂肪油等，有镇静中枢性痛和脊髓反射弓兴奋作用。同时还表明川芎、白芍等具有拮抗 5-HT 组织胺调节血管舒缩的功能。细辛主要含甲基丁香油酚、黄樟醚等，有镇静、镇痛、抗炎抗组织胺及抗变态反应等作用。这些药理作用，与现代医学对本病的治疗原则相吻合，故其临床疗效也较好。

脑外伤后复视1例

郑某，男性，55岁，工人。病历号：51357。于1988年5月12日晚因饮酒、生气后不慎跌倒，头后枕部着地，当即昏厥七八分钟。醒后头痛，头晕，视一为二，畏光，两目干涩。双眼视力由1.5降至0.8，曾在他院应用中西药物治疗，无显效遂于1988年5月31日住我科治疗。神经系统检查：双侧眼球活动自如，双眼外直肌力弱，角膜缘距外眦部相差4毫米，有水平眼震，视野检查无异常。除向正上方视物外，其余各方向均有复视，眼睑无下垂。眼底：双侧视乳头清楚，动脉反光强，未见出血、渗出。余颅神经未见异常。舌质黯淡，苔黄微腻，脉弦。CT及头颅拍片，有关化验检查均无异常。西医诊断：脑外伤后复视（外伤性眼肌麻痹）。中医诊断：风牵偏视，属气虚血瘀，肝肾亏损，目失所养。治宜益气活血，滋补肝肾。处方：岷当归60g，川芎12g，黄芪30g，赤芍15g，水蛭（研末冲服）9g，补骨脂10g，黄精20g，枸杞子12g，天竺黄21g，伸筋草12g，山萸肉12g，龟板胶（烊化）10g，甘草7g。服10剂复影距离缩小，将当归加至90g。又服5剂后，平视时复视消失，加麝香0.1g（连服10次）。再服15剂，复视区域明显缩小，水平线以上的复视均已消失。即将当归加至100g，并随证加减，继服30剂，复视消失，双眼视力恢复至1.4，恢复正常工作，

【按】 患者年过五旬，肾气渐衰，加之酒后愤怒，受跌仆之伤，致使五脏震动，气血逆乱，终致亏损，肾不养髓，肝不养

筋，脾不主肉，两目失养，而现头痛，头晕，复视，两目干涩诸症。治疗时在古方佛手散（当归、川芎）的基础上，重用甘肃特产药材岷当归，其量加至每日 60~100g，取其养血化瘀，通经活络之性。配水蛭、赤芍以增活血之力。伸筋草舒筋通络。黄芪、黄精健脾益气。补骨脂、枸杞子、山萸肉、龟板胶滋补肝肾，填精补髓。天竺黄性寒，清心豁痰。甘草调和诸药。方中应用小量麝香，是取其通经开窍之性。如此配伍，攻补同治，标本兼顾，气血充沛，脏腑谐和，目睛得养，病获痊愈。

乙脑后重度瘫痪1例

唐某，女，8岁，学生。1987年10月20日初诊，其母诉三个月前患童高烧昏迷，住进某院，诊断为"乙型脑炎"。曾应用中西药物，气管切开等措施抢救治疗，高烧虽退，但留有痴呆不语、四肢瘫痪、大小便失禁等症状，经某医院脑CT及脑电图检查，均显示大脑两侧广泛损害及异常。经各种药物治疗亦未显疗效，遂来我院诊治。检查：神志欠清，失语，目光呆滞，双目上吊，面色㿠白，时时吐舌，颈软不能固定头位，头向右后方倾斜。心肺正常。眼底：双视乳头边清，色淡，A：V=2：3；未见出血渗出。四肢近完全性瘫痪，左下肢肌力1级，余三肢肌力0级。四肢肌张力高，身体呈屈曲状蜷缩，四肢腱反射亢进，双侧巴宾斯基征（+），双掌颌反射（+）。大小便失禁。舌淡黯，苔白，脉细。中医辨证为痿证。治宜益气血，补肝肾，化瘀结，通经络。方用自制佛手补髓汤加减：岷当归30g，川芎12g，赤芍10g，水蛭（研末冲服）9g，黄精15g，枸杞子9g，仙茅5g，甘草9g，麝香（冲服）0.01g。水煎分多次服，每日1剂。6剂后去麝香。以后随证加减白芷、伸筋草、羌活、木瓜、补骨脂、女贞子、杜仲、菖蒲、天竺黄、连翘等。岷当归曾加量至45g。于服药15剂后症情好转，精神转佳，食欲增进，双下肢可以轻微摆动。于服药22剂时，头可向两边转动，四肢肌力均可达Ⅰ～Ⅱ级，可以翻身，并能叫"妈妈"。于服药30剂时病情显著好转，能讲简单词句，颈较前有力，头已不歪斜。四肢可屈伸，唯右足

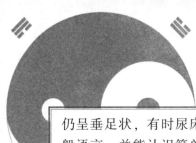

仍呈垂足状，有时尿床。于服药 40 剂时扶之可以行路，能讲一般语言，并能认识简单文字，大小便均能控制。于服药 60 剂时智力已基本正常，语言恢复，神经系统检查除右足略力弱外余均正常，基本恢复。以后隔日服药一剂，再一个月，完全康复。

　　【按】　盛夏之际，天暑下迫，地湿上蒸，山岚瘴疠，毒邪伤人，湿热蕴毒蒙蔽清窍而昏愦；滞于经络则发痿躄不用矣。大疫之后，实邪渐退，然五脏俱损，清窍失奉，肝肾均衰，遗有痴呆不语。四肢瘫痪诸证，经久不愈。盖治病必求其本，余以自制佛手补髓汤加减施治，以佛手散（当归，川芎）并重用岷当归，合黄芪、白芍诸品，以益气养血且化瘀滞；水蛭善入经络以搜伏邪；枸杞子、补骨脂、杜仲、女贞子辈补肝肾；白芷、天竺黄芳香化浊，麝香开窍避秽。如此，气血肝肾得补，瘀结散，筋骨健，清窍开，诸证悉除，痼疾因愈。

散发性脑炎后视野缺损1例

　　王某，男，52岁。因左颞侧视野缺损四月余，于1988年6月13日住院。患者于1988年2月2日在成都出差时，因突然头痛、恶心呕吐、发热等，住某医院，脑脊液检查示：清亮，104滴/分，未查到细菌，白细胞125个/立方毫米，中性60%，淋巴40%，五管糖阳性，蛋白（-），氯化物704mg%，诊断为"散发性脑炎"，给予抗病毒、抗炎、降颅压等治疗。二月后，病情缓解，但遗留有左颞下1/4象限偏盲，伴头痛、头晕、颈项不舒、全身困倦等诸症，服用维脑路通、脑复康等药治疗无效，遂来我院求治。检查：神清，一般情况尚好，心、肺、腹正常，颈无抵抗，双侧瞳孔等大等圆，对光反射灵敏，眼球活动自如，眼睑闭合完全，左颞下1/4象限偏盲，无眼球压痛，双眼视力1.5。眼底检查：双视乳头边界清，左色稍淡，动脉反光略强，A:V=2:3，余神经系统检查未见异常。舌淡黯、苔淡黄，脉沉细。化验：血、尿、大便、肝功能、肾功能、血糖、血脂、血沉各项检查均正常。脑CT检查：治疗前后均示脑内未见异常密度改变。脑电图：治疗前后均示广泛轻度异常。视野检查（白色）：治疗前示：左颞下1/4象限偏盲（10度），治疗后一月示：左颞下1/4象限偏盲较前有所恢复（达到20度），治疗后二月视野完全恢复正常。西医诊断：偏盲（左颞下，散发性脑炎所致。）

　　证属偏盲，为热病耗伤，气血亏虚，肝肾不足，气滞血瘀，血脉不通而致。治宜益气养血，补益肝肾，化瘀通络，方用佛手

医案部分

益气活血汤加减。处方：岷当归 60~100g，川芎 9~12g，黄芪 30g，赤芍 12g，水蛭（研末冲服）9g，仙茅 12g，仙灵脾 12g，杜仲 9g，蜈蚣（研末冲服）3 条，僵蚕 9g，葛根 12~20g，甘草 5g，水煎分 2 次服，每日 1 剂。服上方一月后，视野缺损较前好转，二月后，视野完全恢复正常，诸症亦渐消除。

【按】　散发性脑炎所致脑组织有炎症变化及脱髓鞘性改变，本例考虑为局灶性病变影响视放射所致，治疗较为困难。给予佛手散加减以益气养血，补益肝肾，化瘀通络。方中重用甘肃名贵药材岷当归，取其养血化瘀之性，辅以黄芪益气，仙茅、仙灵脾、杜仲补益肝肾，如此气血充沛，肝肾得补，瘀滞得化，诸症悉除。

急性脊髓炎1例

苗某，女，37岁。因双下肢痿软无力6天，伴小便潴留于1992年3月30日住院。患者于1992年3月16日曾患上感，口服"感冒通"等药后治愈。8天后出现胸背部疼痛，并见双下肢无力，在当地卫生所诊为"胆囊炎"，予"青霉素"抗炎治疗，病情未见缓解，且逐渐加重，2天后出现小便潴留，前往某医院求治，查脑脊液正常，诊断为"急性脊髓炎"，予"氢化考的松"、"青霉素"等治疗4天，双下肢痿软无力，麻木较前加重，胸背部疼痛，有束带感，小便潴留，保留有导尿管，遂来我院求治。检查：T：36.7℃，R：19次/min，BP：10.7/6.7kPa，神清，抬入病房，一般情况尚可，心肺腹正常，颈无抵抗，颅神经检查未见异常，双上肢肌张力适中，肌力 v 级，双下肢肌张力低，肌力 I 级，双肱二头肌、肱三头肌腱反射适中，双膝、跟腱反射迟钝，腹壁反射未引出，未见肌肉萎缩，胸1-5脊柱有轻度叩击痛，胸4以下浅感觉减退，以右侧为甚，无深感觉障碍，双Babinskis（+）。舌淡红，苔白，脉弦细。化验：血、尿、便、肝功、肾功、血糖、血脂、血沉各项检查均正常。胸椎正侧位片未见异常。脑脊液检查：初压：120mmH$_2$O，压颈试验（+），白细胞计数：26×10^9/L，中性：40%，淋巴：60%，潘得氏试验：（+），氯：122mmol/L，葡萄糖：2.8mmol/L，蛋白质：0.55g/L。西医诊断：急性脊髓炎。中医辨证为痿证。乃热病耗伤，气血亏虚，肝肾不足，兼挟瘀血阻滞，脉络不通所致。治宜补气血、益肝肾、

医案部分

化瘀滞。方用补脑膏一日2块，烊化后分两次口服。服药6天后，小便已可控制，将尿管拔出。10天后，可扶拐杖在平路上行走。20天后，患者行走自如，步态正常，可单独上、下楼，四肢肌力达Ⅴ级，唯感腰腹部仍有疼痛。为巩固疗效，继用补脑膏治疗共2月余，上、下楼灵活自如，四肢腱反射对称、适中，病理反射消失，深、浅感觉正常，病愈。

【按】　本病属祖国医学"痿证"范畴，乃外受风热之邪，滞于经络，伤及肝肾，则发痿躄不用矣。予"补脑膏"以益气养血，补益肝肾，化瘀通络。药中重用甘肃特产药材岷当归，取其养血化瘀之性，辅以仙茅、仙灵脾、枸杞子、杜仲等补益肝肾，如此气血、肝肾得补，瘀滞得化，筋脉得疏，而诸症悉除。

臂丛神经麻痹1例

梁某，女，40岁，营业员，山东省人。病历号：46688。于1987年2月3日住院。自诉20天前用左臂提物后，突然左上肢不能活动，不能上举，仅能前后摆动。既往有十余年"关节炎"史，"风湿性心脏病"史。眼下感头晕乏力，心悸气短，自汗盗汗，关节酸痛，心烦少寐等证。舌淡苔白，脉沉弦。身体检查阳性发现：心向左扩大，听诊：心尖区可闻1级收缩期杂音及舒张期杂音，左上肢力弱，下垂不能上举，可以前后左右摆动，肌力1级强，左二三头肌腱反射低，左上肢疼触觉减退。

西医诊断：①臂丛神经麻痹（外伤性）。②风湿性心脏病。

中医辨证施治：痿证（气虚血瘀）。治宜养血活血，化瘀通络。方用佛手益气活血汤加减：岷当归30g、川芎7g、赤芍10g、黄芪20g、丹参15g、水蛭（研末冲服）10g、伸筋草15g、甘草6g。水煎分两次服，每日1剂。以上方为基础方，当归用量增加至60g，黄芪加至45g，川芎加至15g。随证加用羌活、桑枝、连翘、木瓜、黄精、枸杞子等。服药5~6剂后，左手握力增强，于服药10剂左右，上肢可以抬举过肩，于服药20剂时左上肢肌力完全恢复，腱反射、感觉检查亦均恢复正常，痊愈。

【按】 外伤性臂丛神经麻痹，常在上肢过度伸展情况下发生，如抛物、摔倒、举提重物等，严重者可因肌力肌萎缩不复而

致残废。中医分析认为属不内外因之伤，因而必有瘀血。我们取养血化瘀，益气通络之法施治，应用自制佛手益气活血汤加减治疗，疗效迅速。

多发性末梢神经病1例

朱×，男，59岁。1986年11月29日诊。半年前开始手足麻木，微痛，畏寒，遇寒则重，经中西药治疗未效，病前无重病及服用呋喃类药物史。刻诊：除手足麻木外，尚有足手冷，全身乏力，气短心悸，食欲不振诸证。舌红暗，苔淡黄，脉细。神经系统检查：手足力弱，四肢肌张力略低，腱反射低，双上肢自前臂1/2以下，双下肢自双小腿1/2以下，疼触温觉减退，双腕，踝部音叉觉减低。西医诊断：多发性末梢神经炎。中医辨证：血痹（气虚血瘀）。治按益气养血，通阳化瘀法，方用黄芪桂枝五物汤合佛手散加减：黄芪、白芍各30g，桂枝、炙甘草各9g，水蛭（研末冲服）12g，生姜6g，大枣12枚，当归20g，川芎、伸筋草各12g。水煎分两次服，每日1剂。以上方为基础，以后随证加减药物及用量，黄芪用至45g，当归用至60g，白芍用至45g，川芎用至15g。加用红花、防风、木瓜、连翘、黄精等。于1986年12月13日复诊，麻木、手足凉减轻，动作较前灵活。服药至22剂时，麻木大减。再服药10余剂，症状基本消失，神经系统检查已属正常。

【按】 多发性末梢神经炎，属中医血痹范畴。《金匮要略》曰："血痹阴阳俱微，寸口关上微，尺中小紧，外证身体不仁，如风痹状，黄芪桂枝五物汤主之。"我遵仲景之法，结合个人治疗瘀血证重用佛手散（当归、川芎）的经验，应用上法治疗获效。当归、川芎、黄芪、白芍等味药量宜大，水蛭一味殊不可缺。

医案部分

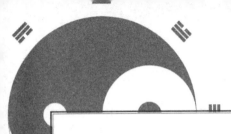

多发性硬化症治验

孙某，男，50岁，干部。于1986年10月25日来院初诊。二年前发生眩晕，走路不稳，四肢无力，行路困难，腰腹部束带状疼痛麻木，双下肢麻木并有蚁走感等。曾住某院神经科两次，经脑CT、脑电图、肌电图、脑脊髓液等检查，诊断为："多发性硬化症"。两个月前病情加重，行动困难，又住某院神经科，应用激素等药物治疗，共两个月，略见疗效，但仍不能独立行走。现感头晕，腰背束带状麻木疼痛，四肢无力，双下肢尤重，扶杖可勉强行走，不能走远，行路摇晃不稳，气短纳减等。舌淡暗，苔黄腻，脉弦数。神经系统检查阳性所见：言语略謇涩，偶见水平性眼震。四肢力弱，双下肢为著，双上肢肌力Ⅱ级，双下肢肌力Ⅲ级，扶杖勉强行路，不稳，指鼻试验不准，昂伯氏征阳性。四肢肌张力略高，双下肢膝、跟腱反射亢进，双侧椎体束征可疑。感觉：胸10～12段疼觉过敏。无大小便障碍。

中医辨证：痿证（气虚血瘀，肾虚挟湿），治宜益气养血，补益肾气，化瘀通络，兼清湿热。方用佛手益气活血汤合左归饮加减：岷当归60g，白芍20g，川芎15g，黄芪30g，水蛭（研末冲服）7g，熟地12g，山萸肉12g，补骨脂12g，丹参12g，薏米15g，杜仲12g，甘草5g。水煎分两次服，每日一剂。以上方为基础，调方中岷当归加量至90g，白芍加量至30g，川芎加量至18g。曾加用红花、赤芍、胆南星、葛根、木瓜、羌活、独活等随证加减。每4~6日复诊一次。服药6剂后病情开始好转，肌力增强。于 1986 年 11 月 8 日复诊（服药已 13 剂），证情大好，可以弃杖行走。继续服药 30 ~ 35 剂时，患者行路已近正常，可独立行走 2.5 ~ 3km，可自由骑自行车。神经系统检查除腰部对疼觉敏感外，余均恢复正常，以后随诊至 1988 年 3 月，未见复发。

医案部分

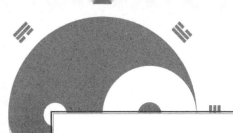

肌萎缩侧索硬化症验案

汪×，男，23岁。1989年4月15日诊。3年前开始双手肌肉萎缩，双上肢无力，症状逐渐加重。1年来双下肢无力，走路僵硬，步态摇摆不稳，伴有大小便失禁，曾住某院经中西医药治疗，未控制病情。刻下行走困难，摇摆不定，伴心悸气短、头晕乏力、筋惕肉瞤。舌淡黯苔白，脉细。检查：神清，面色㿠白。颅神经未见异常。双大小鱼际、骨间肌、前臂肌明显萎缩。四肢肌力3级，腱反射活跃，双侧提睾反射、腹壁反射消失，双侧Babinski氏征（+），踝阵挛（+）。无感觉障碍。时有大小便失禁。西医诊断：肌萎缩侧索硬化症。中医辨证：痿证，气虚血瘀，肝肾亏损。治宜化瘀通络，大补肝肾。方用佛手散加味：岷当归60g，川芎、白芍、黄精各20g，黄芪30g，水蛭（研末冲服）10g，枸杞子、女贞子各12g，仙茅、仙灵脾各9g，甘草6g。水煎服，每日1剂。随证加减赤芍、益母草、巴戟天、补骨脂、龟板、鹿角胶、阿胶、山萸肉、伸筋草、牛膝等。嘱当归最大用至120g、川芎至30g。服至20剂时，大便能控制，体力好转。服30剂后，四肢肌力好转，行走较前有力，已不摇摆。服40剂时小便已能控制。服100剂时，行走近于常人，神经系统检查：双上肢肌肉萎缩较前好转，较前丰满。四肢肌力5级弱，四肢腱反射正常，双Babinski氏征（-），双踝阵挛（-）。大小便均能控制。病情显著好转。

【按】 肌萎缩侧索硬化症的病理表现常为皮质延髓束、皮质脊髓束、锥体细胞、脑干运动神经核、脊髓前角细胞变性变化。本例病变主要侵犯下颈段，故在上肢表现为下运动神经元损害，在下肢表现为上运动神经元损害。中医辨证属气虚血瘀，肝肾亏损。治以益气养血、化瘀通络、大补肝肾。在古方佛手散的基础上，重用甘肃特产药材岷当归，益气养血、化瘀通络，用虫类药物水蛭以助化瘀通络之力；在大补肝肾方面，除应用一般补肝肾之品外，还重用了龟板、鹿角胶、阿胶等血肉有情之味，以增补髓填精之效。如此，药重力专，直达病所，气血充盈，肝肾滋荣，多年痼疾，终奏显效。

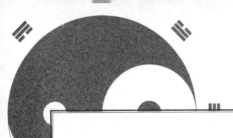

间脑型癫痫治验

李某，女性，9岁。初诊日期：1988年2月23日。家长诉：患童自幼时发"抽风"，发作时表现：四肢僵直，抽紧状，心情恐惧，神态时清时浊，欲言而不能言语，皮肤苍白，大汗淋漓，欲小便而不能小便，每次发作约历30～60min，可自行恢复。恢复后感头痛、头晕，全身无力等。智力发育尚属正常。大约每月犯1～2次或2～3个月犯1次。近一月来发作加重，每天均犯，约2～4次不等，发作多在晚上7点钟以后。曾予服用苯妥英钠、安定、中药等，发作并未终止。脑电图检查：各导程a节律少，散在多数Q波，时有同步Q波形群出现，过度换气后，可见阵发200μVQ放电波形。身体检查：神志清楚，发育中等，智力正常。心肺腹及神经系统检查正常。舌质淡黯苔白，脉细。西医诊断：间脑型癫痫。

中医辨证及治疗经过：证属痫证：气血两虚，气滞血瘀、肝失所养、肝风内动。治宜补益气血、化瘀和血、柔肝熄风。方用自拟佛手芍药汤加减，其基础方为：岷当归15～30g，川芎、龙骨（先煎）、牡蛎（先煎）各10g，白芍30g，生地、菊花、桑叶、伸筋草各9g，钩藤（后下）15g，甘草5g。水煎服，每日1剂。随证加减用药如下：僵蚕、元参、麦冬、胆南星、白芷等。服药5剂时，发作次数减少，每日发作1～2次，服药10剂时，每日发作1次或不发，服药20剂时，10日内仅发作2次，服药30剂时发作停止，再遵法调方，继服10剂，未见发作，随访观察5个月，未复发。

【按】间脑型癫痫又称间脑性自主癫痫，病变部位在间脑，病理改变以炎症、中毒、肿瘤，神经变性改变为多见。症状表现为发作性植物神经功能障碍。如发作性躁动不安，面部皮肤潮红或苍白，血压升高，流泪，出汗，流涎，瞳孔散大或缩小，心率加快或减慢，肠鸣呃逆，尿意频频，体温增高，伴有全身抽搐或四肢僵直抽紧呈固定姿态，伴有或不伴有意识障碍。每次发作可持续数分、数小时、数日，数周不等。笔者曾见一例间脑型癫痫患者，发作时突然神志不清，眼凝视，口半张，颈前屈，四肢屈曲状举向空中，心律时快时慢，出汗时多时少。脑电图呈现典型暴发性高波幅慢波放电现象。入院抗癫痫治疗，每次需7~10日才能恢复，恢复后智力，行动如常人。本治疗方剂为自拟方，取古方"佛手散"（当归、川芎）及仲景之"芍药甘草汤"化裁而成。方中重用甘肃特产药材岷当归。当归、白芍均应用大剂量是为特点。该方以佛手散养血和血化瘀滞，芍药甘草汤柔肝养筋，桑叶、菊花清肝热，钩藤、龙牡熄风宁神，伸筋草舒筋祛风，诸味合用，共奏养血和血，化瘀通滞，柔肝熄风之功，药证相谐，终获显效。

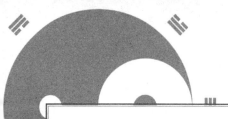

巨细胞性动脉炎3例

【案1】　于某，男，29 岁。于 1986 年 5 月 3 日入院。

自诉于 2 年前，原因不明，右外踝处，起一红斑块，且有破溃，以后逐渐扩散，延及双腿双足，伴双小腿以下剧烈疼痛，曾在甘肃各大医院住院或门诊治疗，诊断未明，尝用激素、消炎痛等治疗未效，遂去北京求治。于 1986 年 4 月 3 日在北京协和医院切除病损组织作病理检查。病理诊断为巨细胞性动脉炎，后来我院求治。就诊时，感双下肢疼痛，夜间加剧，常不成寐。双下肢及足部多个红斑结节，该处发热，双足发凉。伴口干、口苦、小便黄赤诸症，舌质淡红、苔薄黄，脉弦滑。下肢检查：双侧足背动脉搏动均减弱。双小腿双足背共有 14 个直径为 0.5～3cm 大小形状不同的结节，色红，基底硬，压之痛剧。各类化验检查均属正常。西医诊断：巨细胞性动脉炎合并结节性红斑。中医辨证：风湿瘀结，痹塞脉络。治法：祛风除湿，化瘀通络。方用佛手益气活血汤加减：当归 30~60g、川芎 9~15g、黄芪 30g、赤芍 10~15g、水蛭（研末冲服）9g、羌活 9g、益母草 20g、苍术 9g、黄柏 9g、牛膝 9g、炙甘草 9g。前后加味用药有三棱、莪术、蒲公英、全蝎、牡蛎、贝母、红花、木瓜等。10 日后，双下肢疼痛减轻，红斑缩小；15 日后红斑基底变软；20 日后红斑开始消退、疼痛大减；1 个月后红斑大部消退，残余之红斑，色变暗，范围缩小，双足背动脉搏动近于正常，疼痛基本消失。经治疗 2 个月后，红斑完全消退，疼痛消失，双足背动脉搏动正常，痊愈出院。1年后随访，未复发。

【案2】 高某，女，20岁。于1984年10月30日来门诊求治。

自诉从1984年6月以来，双手足发凉发绀，时有疼痛，双上肢重于下肢，遇寒加重，曾诊断为"无脉症"，于1984年8月初住进某省医院，应用激素等药物治疗1月余，未效出院。检查：舌质红、苔白、寸口、趺阳切之无脉。双侧肱动脉血压测量为0，双桡动脉，双足背动脉，均未能触及。手足清冷。西医诊断：巨细胞动脉炎。中医辨证为脾气不足，气血不行，瘀血内阻，脉络痹塞，阴阳之气不相顺接，终致寸口脉无，趺阳脉绝，厥是也。当以通阳行瘀，化瘀通络之法施治，予佛手益气活血汤加减：当归60~90g、川芎12~15g、水蛭（研末冲服）9g、黄芪30g、赤芍12g、细辛6g、桂枝9g、红花10g、菖蒲15g、益母草20g、炙甘草6~9g。前后曾加减用药有：羌活、三棱、莪术、穿山甲、麝香、生葱等。于服药25剂时，手足较前稍温，但寸口、趺阳脉仍无，继服5剂。复诊：左寸口脉可及，双趺阳脉微弱，双肱动脉血压在80/70mmHg处可闻及，但微弱。于服药90剂时，寸口、趺阳脉正常，血压：右侧肱动脉为90/70mmHg，左侧为100/80mmHg。诸症消失，3年后随访未复发。

【案3】 王某，男，42岁。工人。于1974年7月15日来我院门诊。

自诉半年来左手冰冷，麻木疼痒、发绀、左上肢力弱。舌质红黯、苔白，左寸口脉沉微，右寸口脉弦。在其他医院诊断为"无脉症"，我院诊断为巨细胞动脉炎。辨证为厥证，治宜益气养血，化瘀行瘀，方予佛手益气活血汤加减：当归30~60g、川芎15g、赤芍12g、黄芪30g、水蛭（研末冲服）10g、羌活9g、细辛6g、益母草20g、炙甘草5~9g。前后曾按证情变化加味用药有：三棱、莪术、麝香、附片、桂枝等。于服药20剂时，检查：

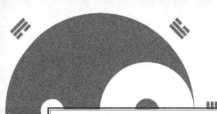

左寸口脉由沉微转为弦细。按前方加减再服8剂，双侧寸口脉正常，一年后随访，未复发。

【按】"巨细胞性动脉炎"，又称"大动脉炎综合征"、"缩窄性动脉炎"等，病因尚不清楚，以30岁以下的女性青年为多见。主要表现为大动脉阻塞现象而呈现无脉症，肢体麻木发绀发凉，血管杂音等，如影响心、肾、脑等即可表现相应症状和体征。西药治疗多采用激素、血管扩张剂等，其改善率约50%上下，不能令人满意。本病在中医属于风湿、厥证、瘀血范畴。本文3例用药基础方相似，但辨证不同，则加减用药有异。例1为巨细胞动脉炎合并结节性红斑（文献记载巨细胞动脉炎合并结节性红斑者为12.5%），中医辨证为风湿瘀结痹塞脉络，故在其基础方中加祛风除湿之品，如牛膝、木瓜、苍术等；例2中医辨证为阳气郁闭，脉道痹塞，故在基础方中加大当归用量至90g，并加三棱、莪术、穿山甲、麝香、生葱等，以加强通脉化瘀之力，例3中医辨证为厥证，故重用桂枝、附子等，以温经散寒，通阳行痹而收功。

儿童伤寒病后脑梗死1例

杜某，女，4岁半，1987年7月21日来诊。

其母诉患儿于1987年3月21日突发高烧，并发生昏迷。住省某医院抢救治疗，诊断：副伤寒乙。经治疗高烧退，神志清，但遗有精神神经症状：频频嗅自己的手，咬人，烦躁不宁，四肢无力，行路摇晃不稳。脑电图：中度异常。脑CT检查：右颞顶缺血性梗死。曾先后在3家大医院住院，经中西药治疗未效，某院神经科曾建议其去外地医院脑外科作搭桥手术，家属对施行手术颇有顾虑，遂来我院门诊求治。检查：神志清楚，精神兴奋，易激惹，有频繁地嗅自己手及咬人动作，步态蹒跚，摇摇欲倒，四肢力弱，肌力1级，共济运动失调，指鼻试验不准。四肢腱反射活跃，双侧巴彬斯基氏征阳性。舌淡暗，苔白，脉细。西医诊断：伤寒病后脑梗死。中医辨证施治：高热内燔，气血耗伤，肝肾不足，髓海空虚，终至神识异常，经络通畅失诺，而现诸症。审证立法，宜补气血、养肝肾、化瘀滞、通经络，应用自制"佛手补髓汤"加减：岷当归30g、川芎9g、补骨脂6g、黄芪15g、黄精10g、枸杞子6g、赤芍9g、水蛭（研末冲服）5g、甘草6g。以后曾加减应用下例药物：仙茅6g，丹皮5g，龙骨（先煎）5g，牡蛎（先煎）5g等，岷当归药量曾加至40~50g。经加减服用上方40剂时，异常动作减少，走路已恢复正常。服药至57剂时，于1987年9月22日来诊，嗅手、咬人动作均告消失，行路正常，共济运动良好，能唱歌跳舞，临床治愈。8个

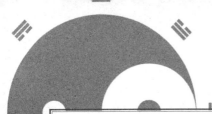

月后随访，一切正常。

【按】　伤寒病引起脑梗死，尚属少见，本例患副伤寒乙病，高烧、昏迷及诸多神经精神症状，系伤寒病引起的感染中毒性脑病并发生脑梗死所致。后遗症状，经3家大医院住院应用中西药物治疗不效。我们应用自制"中医佛手治疗体系系列方"（《甘肃中医药情报》1987；8：2）中的"佛手补髓汤"治愈。本方在佛手散（当归、川芎）的基础上，以重用岷当归为特点，加益气补肾之味，终收全效。本方尚设麝香一味，如感染中毒性脑病患者，伴神识昏愦，痴鲁不明者，取其开窍醒神之性，屡试多验。

面神经麻痹后遗症治验

海某，女，56岁，家务。1988年8月13日初诊。1987年10月初，着凉后突发口眼歪斜，右眼闭不合，口角左歪，经治虽略有进步，但症未能消除，右眼时有干涩感并发红疼痛，口角无力，常有流涎不收现象。舌红暗、苔白，脉弦细。神经系统检查：神志清楚，双眼底正常，右额纹浅，右眼闭不合，上下睑缘距离为3毫米（呈兔眼状），右颊肌力弱，口角偏向左侧，伸舌正中，余未见异常。西医诊为面神经麻痹后遗症。中医辨证属口僻（吊线风），气虚血瘀，邪风上犯，痹阻络脉。治宜养血和血，化瘀祛风。自拟佛手祛风汤加减。处方：岷当归60～90g，川芎、赤芍各15g，黄芪30g，水蛭（研末冲服）、白芷、羌活、僵蚕、防风各9g，伸筋草12g，甘草7g。水煎分两次服，每日1剂。随证加减白芍、细辛、全蝎、蜈蚣等。服药7剂时证减轻，服至15剂，右眼能完全闭合，额纹浅及口角偏斜恢复正常，口僻治愈。

【按】　治口僻一般并不难，大都在病后1月内恢复，病史超过3～6月者，治愈较难。本例病史10个月，经中西医各疗法，仍遗有"兔眼"等后遗症，经用药15剂告愈。佛手祛风汤为自拟方，在古方"佛手散"的基础上，重用甘肃特产药岷当归，取其养血化瘀之性，再加祛风剔邪之品，终使顽证痊愈。笔者多年来应用大剂量岷当归治心脑疑难病症，多获良效，初步验证，大剂量岷当归应用并无毒副作用。

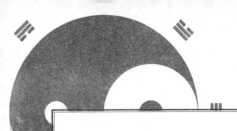

难治性面神经麻痹1例

张某，男，52岁。于1990年11月2日入院。自诉两个半月前，某日晚间饮酒，翌晨起床后，右侧面部表情肌瘫痪，右额纹消失，不能做皱额、眉、闭目、露齿、鼓腮等动作，进食时右齿颊间隙内滞留残渣并流涎。曾在当地医院服用中西药及采取针刺、理疗等法均未效。神经系统检查：神志清楚，双眼底正常。右额纹消失，右眼闭不全，上下睑缘距离为5毫米（呈兔眼状），右颊肌力弱，口角偏向左侧。右鼻唇沟变浅，伸舌居中。余未见异常，舌淡黯，苔黄腻，脉弦。

西医诊断：面神经麻痹（周围性、右侧）。

中医辨证治疗：本证气血亏虚，因醉酒汗出，致虚邪贼风上串高巅，入络阻脉，口僻乃成。治当补气血，祛风邪，行瘀滞。乃取自拟佛手祛风汤加减：岷当归90g，川芎30g，黄芪30g，水蛭（研末冲服）9g，白芍30g，赤芍15g，全虫3g，僵蚕6g，蜈蚣（研末冲服）1条，羌活15g，伸筋草15g，甘草5g，水煎分两次服，每日1剂。随症加用天竺黄，胆南星，防风等。服药10剂后，口眼歪斜减轻，右眼闭合时，上下睑缘距离为4毫米。服药25剂时，上下睑缘距离为2毫米。服药60剂时，右眼能完全闭合，额纹及口角偏斜恢复正常，病愈出院。

【按】　面神经麻痹治疗一般并不难，大都在1~2个月内完全恢复，而此患者经中西医各疗法，均未显效。中医治疗此病，传统采用牵正散（僵蚕、全虫、白附子）加用祛风养血之品及针灸疗法。本案患者以佛手散（当归，川芎），并重用甘肃特产药岷当归以治，取其养血化瘀之性，再加祛风剔邪之品，终使顽症痊愈。

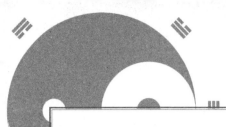

视神经脊髓炎后遗症治验

柳×，女，27岁。1987年12月26日诊。一年前忽发右眼视力模糊不清，四肢瘫痪，住某院神经科诊为视神经脊髓炎，经中西药物治疗好转，遗有视力不佳，四肢无力，走路不稳，肢体麻木，小便失禁等症。刻下伴见气短无力，口干苦，大便干结。舌淡苔薄白，脉弦。检查：神志清楚，心肺正常。眼底：左眼底正常，右眼底视乳头色苍白，边缘清晰，血管比例正常。余颅神经检查未见异常。双上肢肌力4级，双下肢肌力3级，步态不稳。四肢腱反射亢进，双Babinski氏征（+）。感觉检查正常，时有小便失禁。西医诊断：视神经脊髓炎后遗症。证属痿证（气虚血瘀）。治宜化瘀通络。方用自制佛手补髓汤加减：岷当归80~100g，川芎12g，黄芪30g，赤白芍各15g，水蛭（研末冲服）9g、羌活、伸筋草、仙茅、仙灵脾、枸杞子各9g，黄精20g，密蒙花10g，甘草6g。水煎分2次服，每日1剂。随证加减下列药物：草决明、巴戟天、龟板、山萸肉、杜仲、女贞子、益母草等。服12剂后，症状好转，体力增强。服药20剂后，四肢肌力增强更明显，右眼视力由0.3增至0.5。服药27剂时，行路正常，神经系统检查正常，临床治愈。

【按】　视神经脊髓炎是一种急性或亚急性神经系统脱髓鞘疾病。病变主要侵犯视神经及脊髓。发病多在20~40岁，无性别差异。西医治疗主要依靠激素，可有不同程度的恢复，亦可复发，部分遗有终生后遗症，约有 15%的病例死亡。本例属后遗症期。佛手补髓汤是在古方"佛手散"的基础上重用甘肃特产药材岷当归，以补血和血，辅以补肝肾、化瘀通络之品，终获满意疗效。

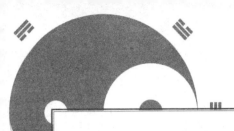

外展神经麻痹治验

宋某，男，38岁，干部。于1980年5月20日来诊，自诉一个月前，视物有重影，病前数日曾患感冒，已近痊愈。复视在闭一眼时消失，伴肋痛而胀，头晕而重，头痛而剧，眼胀痛似欲突出状，易怒烦躁，口苦便干，小便赤黄。舌红，苔黄腻，脉沉弦大。曾经中西药物（抗生素，维生素等）治疗未效。平视时，右眼球内斜位，右眼外展困难，右侧视时，右眼角膜缘距外眦部约4毫米，向右侧上中下方向视物，复视虚实像间距扩大。眼底：乳头边清，血管比例正常，双黄斑部有少许渗出。西医诊为：外展神经麻痹（右）。

中医辨证施治：一派肝火亢盛之候，肝火炽烈，湿热上泛，气郁湿阻，血滞而瘀，枢机不利，而病"通睛"也。治宜清肝火，化湿热，祛瘀血，调枢机，方用龙胆泻肝汤加减：龙胆草9g、生地15g、大黄5g、黄芩6g、柴胡9g、焦栀子9g、当归12g、川芎9g、泽泻9g、车前子9g、草决明9g、水蛭（研末冲服）9g、甘草5g。每日1剂，水煎分两次服。以上方为基础，随证调整，曾加用红花、胆南星、桑寄生、杜仲、枸杞子、滑石、薏苡仁等味。5月23日（服药三剂时）复诊：头痛减轻。5月26日（服药六剂时）复诊：前证均减，复视虚实像距离缩近，向右视时，角膜距外眦部2min。5月29日（服药9剂时）复诊：头痛诸证消失，复视尚存，已甚轻微，上方略减苦寒之品，再加补肾之味，6月6日复诊时，神经系统检查正常，诸证悉除。前后服药共 16 剂。

【按】 外展神经麻痹一病，病因不一，如颅内肿瘤，高颅压综合征，动脉瘤，炎症，风湿病，糖尿病等。本例病前仅有感冒症状，无其他疾病佐证，可能系颅内或眶后局部炎症影响所致。中医诊为"通睛"，认为病因多系先天不足、外伤、大病愈后虚弱。本例证属肝经实火，医者本着有是证，用是方的原则，通用苦寒清化之品，其后略加补益肝肾之味，经半月治疗，霍然而愈。

医案部分

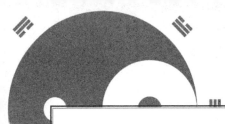

原发性侧索硬化症治验

易某，男，51岁。于1989年6月1日住院。缘患者于半年前逐渐感觉四肢无力，双腿发硬，行路不稳，遂去某院神经科住院治疗，经脑脊液、肌电图及其他神经系统检查确诊为"侧索硬化症"。应用中药及各种维生素、神经营养剂、654-2等治疗不效，且渐加重而来我院求治。症见四肢无力，行路不稳，双下肢时有不自主抖动，伴头痛头晕，心悸气短，食欲不振，睡眠欠佳，舌淡黯、苔白、脉沉弦。神经系统检查：神清，颅神经未见异常，四肢力弱，双上肢肌力 V 级，双下肢肌力 I 级，呈剪刀状步态，上下楼困难，需扶持。全身无肌肉萎缩，四肢腱反射亢进，双侧 Hoffmann 氏征 (+)，双 Chaddock 氏征 (+)，双踝阵挛 (+)，双髌阵挛 (+)。全身感觉检查正常，无大小便障碍。实验室检查：血、尿、便常规、免疫球蛋白、补体 C_3、肝肾功能、心电图均正常。脑电图示广泛中度异常。

西医诊为原发性侧索硬化症。中医辨证属痿证，乃气血不足，肝肾亏虚，兼挟血瘀阻滞。治宜补气血，益肝肾，化瘀血。方用佛手散加味。基础方为：岷当归 60～140g，川芎 10～30g，黄芪 15～30g，白芍 30～40g，龟板（先煎）20g，山萸肉、牛膝、木瓜各15g，甘草5g。随症加减下列药物：黄精、枸杞子、水蛭、薏苡仁、羌活、伸筋草、桂枝等。服药15剂时双下肢不自主抖动停止，肌力增进，服药20剂时上楼不需扶持，下楼仍有困难。服药35剂时行走自如，但力弱。服药50剂时，行路近于常人，上下楼已无困难。服药 80 剂时，四肢肌力已达 V 级略弱，步态正常，上下楼灵活自如，四肢腱反射略活跃，病理反射消失，临床治愈。

【按】　原发性侧索硬化症属运动神经元疾病，病因不明，有主张遗传因素、感染、中毒、铝代谢障碍等，尚无定论。本例辨证属气血肝肾亏虚而致痿证，纯用中药治疗，从补益气血肝肾、化瘀导滞着手。方中岷当归、川芎、白芍养血和血而化瘀滞；龟板、山萸肉、牛膝补益肝肾；木瓜疏通经络；甘草和诸药而益中气。加减诸品均为强筋壮骨、化瘀祛湿、活血通络之味以助之耳。本例用药特点是在古方"佛手散"（当归、川芎）的基础上，重用甘肃名药岷当归，其日用量达 30～140g。如此大剂量应用，经临床研究并无毒副反应。我们经 20 年实践，以佛手散主方，重用岷当归治疗神经系统疾病，疗效显著，复方煎剂加减方便，疗效也比单味当归制剂优越，其机理尚待研究。

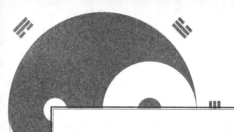

粘连性脊髓蛛网膜炎治验

邓某，男，43岁，工人。于1989年1月30日住院。自诉于1987年4月出差中感寒发烧咳嗽，经治疗烧退，自此以后逐感双下肢无力，夜间双小腿抽筋，足心发热，5个月后感四肢无力，且逐渐加重，行路不稳，发现双手肌肉萎缩。曾在甘肃及外地3家医院住院治疗，经CT，脊髓造影检查，诊断未能明确，应用激素、维生素、神经营养剂、中药等治疗，不显疗效，遂于1989年1月5日在某院行手术探查，术中发现脊髓蛛网膜粘连（下颈上胸段），予手术分离，术后诊断：粘连性脊髓蛛网膜炎。术后继续上述药物治疗，病情逐渐加重，行路困难，遂来求医。刻下感四肢软弱无力，行路不稳，双上肢尺侧及双下肢麻木疼痛，四肢有僵硬感、背痛多汗，舌红苔白，脉细弦。检查：步态不稳、行路困难。双眼底检查正常，右瞳孔小，右面部少汗，余颅神经未见异常。四肢力弱，肌力3度。肌容积：双手大小鱼际、骨间肌、双前臂肌肉均显萎缩，有肌纤维震颤。四肢肌张力略高。四肢腱反射亢进，右踝阵挛（+），双侧足跖反射中性，双腹壁反射及双提睾反射消失。感觉检查：双侧自胸3以下痛、触觉减退，音叉觉近于消失，位置觉尚好，时有小便失禁。西医诊断：粘连性脊髓蛛网膜炎（脊髓横贯性损害，病变波及下颈段及上胸段）。中医辨证为痿症。因旅途劳累，因虚感邪，温邪上受，首先犯肺，肺热叶焦，发为痿躄。先则实，继则虚，久病必虚，金不生水，乙癸同源，肝肾不足，精不施布，筋肉失养，而致肌肉削废，运用无力诸证。治宜补气血、益肝肾，壮筋骨之法，当用佛手散加味：岷当归 60~120g，川芎 10~20g，黄芪 30g，赤芍、伸筋草、益母草各 15g，水蛭（研末冲服）9g，仙茅、仙灵脾各 9g，甘草 5~9g。曾加减下列药物：丹皮、桂枝、羌活、独活、薏苡仁、胆南星、黄精、枸杞子、巴戟天、龟板、山萸肉、乌梢蛇等。于服药 15 剂时，手足麻木疼痛减轻，于服药 30 剂时，肌力进步，步态转稳，可以上下楼，小便失禁已控制。于服药 45 剂时，肌力继续增强，可跑步 500 米，神经系统检查：病理反射消失，双腹壁反射、提睾反射可引出。于服药 90 剂时，手足麻木疼痛基本消失，步态已如常人，神经系统检查除肌肉萎缩如故外，其余已属正常，临床治愈。随诊观察 1 年，未见复发。

医案部分

糖尿病性动眼神经麻痹1例

动眼神经麻痹由糖尿病继发者较为少见。在后天性单发的动眼神经麻痹中，糖尿病性者占 6%～25%。现将我院用益气活血之汤剂治愈糖尿病继发动眼神经麻痹 1 例报告如下：

病历摘要：王×，男性，61 岁，干部。因左眼睑下垂、眼眶胀痛、复视 10 天，伴手足发麻、头晕乏力等，于 1985 年 11 月 5 日收我院内科住院治疗。既往有多饮、多尿、消瘦等症，最近无外感史。体检：神志清楚，心、肺、腹检查未见异常。神经系统检查：眼底：视乳头边缘清楚，动脉反光略强。左上睑下垂，眼球外展位，内收及上下活动障碍，双侧瞳孔略小，左瞳大于右瞳，左眼直接间接光反应迟钝，其他颅神经检查未见异常。四肢肌容积、肌张力、肌力正常，双侧二、三头肌腱反射低，双膝腱反射对称、适中，双跟腱反射消失，双巴彬斯基氏征阴性，双侧指、趾关节以下痛、触、温感觉减退。实验室检查：血糖 299mg%，尿糖（++++），脑脊液糖 150mg%，血胆固醇 260mg%，甘油三酯 84mg%，B-脂蛋白 400mg%。头颅正侧位片及双侧眼眶像未见异常。脑电图：广泛轻度异常脑电图。脑 CT：未见异常。心电图：大致正常。舌黯红，苔黄腻，脉弦细。西医诊断：①糖尿病性动眼神经麻痹（左），②慢性多发性末梢神经炎。中医辨证：肝肾亏虚，气虚血瘀，兼夹湿热，治以益气活血、补益肝肾，佐以清化湿热之品。处方：当归 45g，川芎 15g，赤芍 10g，黄芪 30g，水蛭（研末冲服）10g，半夏 9g，茯苓 9g，陈皮

9g，黄芩 9g，甘草 5g。并嘱其控制饮食。服上方 6 剂后，眼眶胀痛大减，服至 12 剂，左眼睑下垂、复视减轻，眼球活动较前灵活。后湿热渐去，则去二陈汤，当归量加至 60g，并加仙茅 9g，仙灵脾 9g 以温补肾阳。经上方略事加减治疗两个月，左眼睑、眼球活动及瞳孔完全恢复正常，眼眶胀痛、复视等症消失，血糖降至 189 毫克%，尿糖（++）。动眼神经麻痹经治疗痊愈出院。

【按】 糖尿病性动眼神经麻痹常突然起病，多为单侧，并伴有复视与疼痛。中医认为，患者花甲之年，气血肝肾亏虚，气不足而致血瘀，终致诸证。舌红黯为肝肾不足，气血虚衰，瘀血内阻之证，惟苔黄腻者乃夹有湿热之象。故初予补肝肾、益气血、化瘀滞、清湿热之剂。方中当归、川芎名佛手散，唐容川认为佛手散治经络脏腑诸瘀。我院曾应用佛手散，并重用岷当归治疗气虚血瘀之中风病获得良好效果。黄芪补气生血，水蛭、赤芍活血行瘀通络。水蛭一味，人们常畏其峻，我科用此药治瘀证收效颇捷。半夏、茯苓、陈皮、黄芩合用清化湿热，甘草益中气并和诸药。湿热去后，去二陈汤加用仙茅、仙灵脾补益肝肾，活化气机。岷当归品质优良，尤当重用，量可至 60g，取其补血、活血、止痛之效。

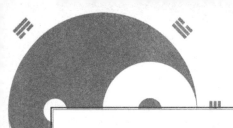

脊髓蛛网膜炎1例

秦某，男，27岁，工人。患者于1982年2月初感冒后，感觉腰痛，并向腹部放散，下肢力弱，活动困难，手足麻木，即住某院，诊为"腰间盘脱出"，住院治疗20余日，未显疗效而出院。并于1982年3月18日住入某院神经科，经各种检查（包括脊髓造影检查）诊为脊髓蛛网膜炎，经中西药物一个月治疗，病情较前略有好转，出院时四肢无力，行路困难且不稳，手足均感麻木。遂于1982年4月16日来我院诊治，病史同上。舌淡暗，舌苔薄白，脉沉细。神经系统检查：神志清楚，颅神经正常，眼底亦未见异常。四肢力弱，肌力Ⅲ级，四肢肌肉普遍性瘦削，肌张力低，四肢腱反射亢进，双巴彬斯基氏征（＋），双踝阵挛（＋），感觉系统检查：双侧自胸4以下深浅感觉减退，胸4~胸10段感觉减退程度分布不匀。无大小便障碍。

中医辨证：痿证（气虚血瘀）。治宜益气养血，化瘀通络。应用自制佛手益气活血汤加减施治：岷当归60g、川芎15g、赤芍15g、水蛭（研末冲服）9g、黄芪30g、羌活9g、仙茅9g、枸杞子12g、杜仲12g、甘草7g。水煎分两次服，每日1剂。每周来院检查1次，随证加减，共服药50余剂，患者行路正常，四肢麻木大减，病理反射消失，基本痊愈。一年后随诊，云病愈未复发，能胜任原工作。

【按】 脊髓蛛网膜炎病因尚不清楚。本病由于病变广泛，可影响脊髓各段，神经根，甚至颅神经，而表现复杂的症状及体征。本病病程长而难以治愈，有的留下终身残废，甚至导致死亡。

　　本例中医辨证为痿证（气虚血瘀），根据我用佛手益气活血汤治疗中风病，胸痹等疾病经验，重用岷当归组方，服用50余剂药物，疴疾痊愈，令人鼓舞，唯本系列方剂，治疗神经系统痼疾，尚需继续探讨并积累资料。

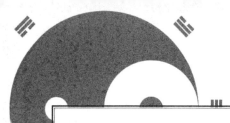

结节性多动脉炎1例

　　李某，女，22 岁。1987 年 10 月 13　日以双下肢肿胀疼痛，伴双下肢多处红斑及破溃三年入院。患者诉 1984 年 10 月无明显诱因而发现双下肢肿胀疼痛，双足触及皮下结节，压之疼痛。继之双足皮肤多处破溃。即在某医院住院治疗，查血沉 100mm/h，抗 "O" >1200U，类风湿因子弱阳性。蛋白电泳：白蛋白 48.2%，α_1 球蛋白 4.9%，α_2 球蛋白 11.9%，β 球蛋白 9.4%，γ 球蛋白 25.6%。并取皮下结节活检，镜下见：皮肤组织、表皮角化过度，角层厚而密，上皮增生，真皮浅层水肿，深层见一结节，中央为一大部分已破坏的血管，其见较多的淋巴中性粒细胞浸润。遂确诊为 "皮肤型结节性多动脉炎"。给予强的松、消炎痛、维生素 E 等药治疗，效果不佳。后又赴外地某医院经用西药及雷公藤治疗月余，疼痛仍时轻重，余证依然如故。三年来长期服激素、抗风湿药及中药，均未收显著疗效。近来疼痛加剧，不能忍受，足不任履，难以行走，遂来院就诊。

　　检查：精神委顿，向心性肥胖，满月脸。行动困难，不能独立上下楼，双下肢高度水肿，膝关节以下皮肤有广泛的出血性红斑，有直径为 1.5～2cm、深 0.2~0.3cm 大小不等的溃疡 6 处，尤以无名趾为甚，有黯红色液体渗出，双足均可触及皮下结节，压之疼痛。双足背动脉搏动好，心肺 (−)。白细胞总数 21 000/mm³，中性 79%，淋巴 21%。抗 "O" 625U，血沉 35mm/h，尿常规 (−)，心电图示 T 波有改变。舌红黯、苔薄白，脉沉弦。西医诊断：结节性多动脉炎（皮肤型）。中医证属气虚血瘀，邪热阻络。拟益气活血，清热通络之法，方用佛手三妙汤加减以标本同治。

处方：当归 120g、川芎 15g、水蛭（研末冲服）9g、黄芪 45g、白芍 30g、苍术 10g、牛膝 9g、黄柏 9g、三棱 9g、莪术 9g、益母草 30g、甘草 9g。并随证酌加茯苓、泽泻、猪苓、木瓜等品。一日 1 剂，常法煎服。嘱其除继服原用强的松维持量外，停用其他一切药物。保持疮面清洁，不用外敷药。服药 15~20 剂后，病情明显好转，下肢疼痛减轻，水肿已去其半，左足溃疡处结痂脱落，可下地行走。服至 50 剂，症状消失。查血沉 9mm/h，抗"O" 500U，心电图大致正常。多年之病疾，获临床痊愈而出院。

【按】 本例结节性多动脉炎患者，据其脉证，当属祖国医学的瘀证范畴。患者由于久病不愈，耗气伤血，血无以载气，气无以行血，气血运行凝滞而瘀证作矣。且久瘀化热，热盛肉腐，兼湿邪侵淫，则下肢肌肤破溃。遂用自拟之"佛手三妙汤"加减治疗。古人曰："补血行血无如当归，行血散血无如川芎。"我院内科心脑组近 18 年来，重用当归组方，在古方佛手散（当归、川芎）的基础上加减施治，自制多个方剂，对某些心脑疾患、周围血管阻塞性疾病及部分皮肤病的治疗，已取得了良好疗效。当归用量均为 30 ~ 120g，长期应用，未发现毒副作用。上方属该系列方剂之一，方中重用甘肃特产岷当归，取其善于养血补血，活血通络之性，与川芎相合，相得益彰。同时用黄芪益气扶正以助血行，更以三棱、莪术、水蛭、益母草辈增强活血化瘀，通络之力，配合三妙汤清热燥湿，引药下行，直达病所。由于标本辨证的结合，用药对证，故能收到较好疗效。随访 7 个月，未见复发。

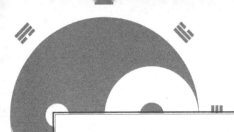

5年脑外伤后遗症1例

　　蒋某，男，48 岁。1988 年 11 月 5 日初诊。家属诉：患者于 1983 年 3 月骑摩托车翻车而致重伤，当即送入医院，诊断为"颅骨骨折、脑挫裂伤、颅内血肿"，进行急诊手术，清除颅内血肿，并切除右颞骨一块，术后昏迷 56 天始逐渐清醒。进行各项康复治疗共 5 年余。仍留有严重后遗症。刻下左侧半身不遂，不能独立行动，智力低下，情绪不稳，多汗头晕，纳减便结，阳痿不举。舌红黯、苔白，脉细。身体检查：神情呆滞，有强哭强笑现象，语言謇涩不易听清，智力低下，定向力差，计算力不良，如：100-7=92，93-7=68。不能独立行走，家属扶持可行 2m。右颞骨有 5cm×8cm 缺损，左鼻唇沟浅，伸舌偏左，左侧偏瘫，肌力 2～3 级，肌张力高，左上下肢腱反射亢进，左 Babinski 氏征(+)，双掌颌反射(+)。西医诊断：脑外伤后遗症。

　　中医辨证治疗经过：证属偏枯，外伤瘀血，阻遏经络，肝肾不足，髓海空虚。治宜补益气血，滋养肝肾，化瘀活络。方用佛手散加味，其基础方为：当归 60～150g，川芎 15～20g，黄芪 30g，赤芍 15g，仙茅 12g，仙灵脾 12g，丹参 15g，白芷 9g，菖蒲 15g，伸筋草 12g，旱莲草 15g，甘草 5g。水煎服，每日 1 剂。曾加减应用下列药物：首乌、山萸肉、鹿角胶、杜仲、续断、桑寄生等。服药 24 剂时智力有进步，肌力较前增强。服药 40 剂时计算力转佳，一般加减法，均能正确回答，并能计算乘除法，如 4×25=100，125÷5=25。语言较前清晰，强哭强笑现象减少。服药 100 剂时，诸症大为好转，神经系统检查，智力近于正常，语言较清楚，左上下肢肌力可达 4 级。病理反射消失。可独立行走 500m 以上，获显效。

【按】 脑外伤术后 5 年，后遗智力低下。左侧偏瘫，不能独立行路，应属脑外伤之后遗痼疾，经 3 个月治疗，获显效。其治疗特点为：在古方"佛手散"的基础上，重用甘肃特产药岷当归，其药量达 150g。与其他补益气血、滋补肝肾、化瘀通络之品合同，终获良好效果。

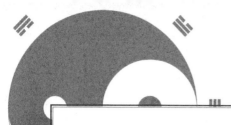

全身脱毛症1例

安某，男性，22岁，干部。于1986年4月不明原因，始现头发大片脱落，曾请中西医生诊治，服生发胶囊、谷维素、斑秃丸等中西药物，无效，且渐累及眉毛、睫毛、胡须、腋毛、阴毛、汗毛，两月后，除后枕部可见150根上下稀疏头发外，余全身毛发尽皆脱落，虽经治疗，仍无好转，故于1987年4月10日收住我院内科治疗。既往体健，无特殊病史。体检：神志清楚，心、肺、腹及神经系统检查未见异常。观其皮损，皮肤色泽正常，头发已基本脱光，眉毛、胡须、腋毛、汗毛、阴毛全部脱落。皮肤光亮。舌质红、苔黄腻，脉细弦。西医诊断：全身脱毛症。中医辨证：气虚血瘀，肝肾不足；治宜益气活血，滋补肝肾，养血生发，佐以辛香走窜之品。处方：当归60g，黄芪30g，丹参18g，赤芍、水蛭（研末冲服）各9g，生地、女贞子、旱莲草、何首乌各15g，甘草5g。水煎服，并嘱其用手摩擦皮肤、头皮。服上方6剂，感头皮发痒，则将当归加至80g，并加麝香0.1g（冲服），共服10次。10剂后，始见头皮有散在黄白柔软纤细的绒毛长出。服32剂后，黑色头发长出，眉毛亦渐生长。故减活血之品赤芍、丹参等，将当归加量至100g，川芎加量至15g，黄芪加量至45g，并加入黄精20g，枸杞子12g，白芍30g等。并随证加减。再治疗月余，头发、眉毛、睫毛、阴毛、腋毛、汗毛、胡须均长出，且头发色黑，较浓密。共经90天治疗，痊愈出院。

体会：中医认为："发为血之余"，人身毛发之荣润滋养，全赖精血。本例患者乃因思虑、劳累过度，暗耗气血，营卫失和，结而不行，终致血瘀。瘀血不去，新血不生，毛发失养，逐渐脱落。故治疗重在益气养血、化瘀导滞。肾为毛发生机之源，肾华在发，同时辅加滋补肝肾之品。方中重用岷当归，量至100g，取其补血、活血之功，药后无不良反应。川芎、赤芍、丹参、水蛭活血行瘀通络，黄芪补气生血，生地、女贞子、旱莲草、何首乌补肝肾，益精血，甘草调和诸药。当瘀血渐去，毛发渐生时，则减活血之品，加黄精、枸杞子等益气养血、滋补肝肾之品，以从本治之。方中应用小量麝香，乃取其辛散、芳香、走窜之性，以助毛发生机。如此气血得补、肝肾充盈，瘀血因去，则毛发生长矣。

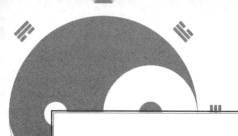

百合病治验

徐某，女，32岁，农民。1985年3月9日来诊。其爱人诉：一年前因伤爱子，悲哀过度，时发神识恍惚，哭笑无常，时则独处一隅，悲伤流涕，时而嬉笑怒骂，舞蹈歌唱，饮食不定，时饱时饥，起居无常，时卧时动，不按常规，口干苦，欲冷饮，已不能理家务。舌尖红，苔淡黄，脉沉细。身体检查：神志清楚，情感激越，言语多，但合逻辑，无妄想幻觉。心肺腹检查未见异常。西医诊断："癔病"。

中医辨证论治（按门诊病历记录）：幼子夭折，悲伤莫名，七情困顿，五脏均伤，悲伤心肺，一宗失养，百脉不奉，时哭时泣，时烦时笑，舞之蹈之，口干苦，尿短赤，属百合病也。遵仲师百合病证治法，当用百合地黄汤加减之：百合30g、生地30g、知母10g、炒枣仁12g、柏子仁12g、珍珠母（先煎）12g、朱砂（分冲）0.3g、甘草5g。水煎分两次服，每日1剂，共6剂。于1985年3月16日复诊，云病情好转，情绪已较稳定，上方去朱砂，加首乌10g、琥珀（分冲）3g，以后复诊按前方调整，共服药22剂，情志稳定，理智清晰，已能操持家务，病痊愈矣。

狐惑病2例

【案1】　刘某，女，42岁，教师。1984年7月7日来诊。云口舌阴道生疮糜烂已二年，反复发作，二月前又发，曾用中药汤剂、丸剂，西药维生素等未效。刻下口舌阴道疼痛，口干苦，大便干结，小便赤黄。舌红、苔淡黄腻，脉弦数。查：口舌有5~7个米粒及豆粒大溃疡，上覆少许白色分泌物。妇科检查阴道亦有溃疡。西医诊为白塞氏病。中医辨证：阴虚火旺，湿热内扰。治宜甘寒养阴，清利湿热。甘露饮加减：生地、熟地、麦冬、石斛、天冬各12g，黄芩、黄连各7g，丹皮、枇杷叶各9g，茵陈10g，白茅根15g，甘草5g。四剂，日一剂，水煎分两次服，7月10日来诊，云上证大好，诸痛减轻，溃疡缩小。仍守上法略作调整，再进四剂。7月14日再诊，云上下溃疡已愈，唯腹微痛，食欲略差，遂予滋养脾胃之品，以善其后。一年后因他病来院，追询前病未复发。

【案2】　刘某，女，61岁，家务。于1984年12月18日来诊。三年来口干，喜凉饮，时发口舌糜烂，前后阴疼痛溃烂，三个月前又发，经服中西药未效。口舌二阴疼痛难忍，影响饮食，睡眠，大小便，甚以为苦。伴口苦口干，心烦不寐便结诸症。查：口舌少津液，有多处糜烂溃疡，大小不等，形状为圆形或椭圆形，上有少许黄白色分泌物。舌红、苔黄，脉弦数。西医诊为白塞氏病。中医辨证：狐惑病。证属胃热上扰，治宜清胃降火。清胃汤加减：当归、生地各15g，黄连、红花、丹皮各9g，板蓝

医案部分

189

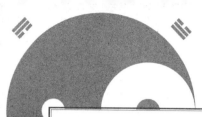

根 12g，升麻、甘草各 5g。4 剂，每日 1 剂，水煎分两次服。22 日复诊，口舌下阴部疼痛好转。上方加佩兰、薏仁各 15g，风眼草 12g，再进三剂。25 日三诊，云诸证进一步好转。上方加黄精 15g。再进四剂。29 日四诊，云各部疼痛消失，溃疡愈合。

【按】 张仲景在《伤寒论》中论述一组症状："状如伤寒，默默欲眠，目不得闭，卧起不安，蚀于喉为惑，蚀于阴为狐，不欲饮食，恶闻食臭，其面目乍赤、乍黑、乍白。蚀于上部则声喝，甘草泻心汤主之。蚀于下部则咽干，苦参汤洗之。蚀于肛者，雄黄熏之"。本条所述症状，类似西医之白塞氏病。仲景认为病因是湿热内扰，故立方甘草泻心汤，以健运中焦，清化湿热。外用苦参、雄黄，均取其杀虫化湿之性也。本文二例，辨证均属狐惑病，阴虚火旺，湿热内扰之证，例一方用甘露饮，偏于滋补肾阴而清湿热，例二方用清胃汤，偏于滋补胃阴而化湿热，虽治疗着手点不同，但治法相似，其结果均获良效，由此方见同病异治，殊途同归之妙。

顽固腹泻2例

【案1】　王某，男，24岁，工人，自诉四个月来食欲不振，恶心时呕，心下痞满，腹鸣且少腹痛，腹泻日3~4行，体力渐衰，日见消瘦。两医诊断，慢性胃肠炎。服用中西药无效，遂于1984年9月4日来我院门诊：舌淡、苔黄腻、脉细数。身体检查除消瘦外，余未见异常。辨证施治（按当时门诊病历记录）：脾胃素虚，又感外寒，中焦寒湿相搏不化，而泄泻不止。盖湿滞日久，"痞结之处，必有伏阳"，舌苔黄腻，脉数，皆热候也。湿热挟寒结于胃则痞，上犯则欲呕，下行则泄，此上中下皆病，治宜取其中也，宜半夏泻心汤加减：半夏12g，黄芩7g，黄连7g，党参12g，干姜6g，大枣12枚，白蔻仁12g，米壳15g，焦三仙各10g，诃子10g，甘草5g。水煎，分两次服，每日1剂，共服5剂，于1984年9月8日复诊云腹泻已止，仅感少腹坠胀，前证均减，再予逍遥散加减以调和肝脾，共五剂，诸证悉除。

【案2】　李某，男，50岁，干部。于1982年9月1日来诊，云腹泻已20余日，每日4~5行，为稀水样便，无脓血，但腹鸣不止，伴恶心欲呕，畏凉食，心下痞满，舌红苔黄腻，脉弦数。西医诊断为胃肠炎。服用痢特灵等西药未奏效。中医辨证施治（按当时门诊病历记录）：畏凉食属寒，舌红苔厚腻为湿热，脉弦数亦热象也。寒热与湿搏，结于胃肠，则心下痞，上逆则哕；下犯则肠鸣泄泻，此上中下皆病，治应取其中也，半夏泻心汤加味：半夏10g，黄芩9g，黄连9g，党参10g，干姜9g，大枣

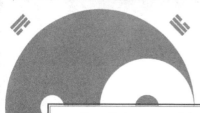

12 枚，薏米 12g，砂仁（后下）12g，滑石（包煎）15g，炙甘草 5g。水煎分两次服，每日 1 剂。共 4 剂，症情好转，病人自取 4 剂再服，前后共 8 剂，于 1982 年 9 月 8 日复诊，云腹泻已愈，大便成形，舌苔已退，脉转缓弱，食欲欠佳，感疲倦乏力。病历分析认为：痞结已去，唯余脾虚证耳，当调之，予参苓白术散方加减，服药 5 剂，诸证平。

【按】　半夏泻心汤是仲景为小柴胡证误下坏病成痞立方。误下伤中成痞，而致气机升降失常，寒热互结，在中为痞，上逆为呕，下犯则泄，故云上中下皆病，每逢此证余均直取中焦用药，枢机畅和，上下交泰，则病愈矣，故曰："上中下皆病，应取其中也"。

成人尿不禁2例

【案1】　固某，女，53岁。1990年1月9日初诊。近6个月来，白日遗尿，日3~6次，甚以为苦，伴见心悸乏力，食欲不振，睡眠不宁等症，曾经中西药物治疗未见好转。刻下该症状逐渐加重，并见气短，尿道口胀等，舌质淡嫩、苔白，脉弦细。西医各项检查均未见异常。中医辨证为气血两虚，脾肾失约。治宜补益气血，健脾固肾。方用佛手散加味：岷当归60g、川芎15g、黄芪30g、白术12g、女贞子12g、五味子9g、米壳15g、甘草5g，水煎服。并随应加用下列药物：西洋参、芡实、煅龙骨、牡蛎、白茅根等品，服药6剂时，尿不禁次数减少，尿道口仍有胀感，加减守法继服，于服药15剂时，尿不禁已完全停止，尿道口酸胀感消失。再继续服药10剂，以资巩固，半年随访，未见复发。

【案2】　于某，女，42岁。干部。1990年2月20日初诊。主诉2年前患大病之后，经常发生尿裤现象，每日2~5次，伴头晕无力，少寐多梦，腰痛腿软，畏寒喜暖诸症，久治未效，舌淡苔白，脉沉细。西医检查未见异常。中医辨证：气血两虚，肾虚不摄。治宜补益气血，益肾固摄。方用佛手散加味：岷当归60g、川芎15g、黄芪15g、熟地12g、山萸肉12g、枸杞子10g、女贞子12g、诃子15g、五味子9g、甘草5g，并随证加减龙骨、牡蛎、仙茅、仙灵脾、巴戟天、黄精等品，服药6剂，遗尿大减，服药20剂时，遗尿停止，守法调方，再服10剂以资巩固，

8个月随访，未见复发。

【按】　成人尿不禁其成因，或因七情之损，或因六淫之伤，而致肺脾肾不足，终致膀胱之气不固而成。本文2例，例1偏于脾，例2偏于肾，故在用药上亦有斟酌。例1在佛手散的基础上多配伍补气之品，例2在佛手散的基础上多配伍填精补髓之味，如此气血充沛，脏腑功能协和，痼疾终愈。两例方剂中，均重用甘肃特产药材岷当归，用量均在60g以上，乃取其养血和血，品质优良之性。笔者运用大剂量岷当归治疗内科疑难痼疾，常获良效，本例即此。

脑外伤性尿崩症1例

刘某，女性，42岁，工人，山西省人。病历号：24006。因17个月来脑外伤后头痛、多尿，于1984年7月24日住入我院内科。患者于1983年3月初，骑自行车时撞倒，左颞着地，当即昏迷不醒，送当地医院按"脑外伤"抢救治疗，共昏迷13天，经中西医药治疗神志转清，症状好转，但从此后遗有头痛头晕，耳鸣健忘，烦渴多尿等证，每日夜尿20~30次，总量可达6000~10000ml，但无尿痛现象，多次尿化验均属正常。病后曾经省内外中西医药治疗，均未奏效。

入院时证现：头痛顽重，痛处不移，头晕耳鸣，畏寒喜暖，心烦不寐，烦渴多饮，每日饮水数暖瓶，小便频数，每昼夜20~30次，总尿量在8000ml上下。舌红暗、苔白，脉沉细。理化检查除尿比重偏低（1.006）外，余未见异常。西医诊断：脑外伤性尿崩症。中医辨证为外伤血瘀，髓海不足。宜补髓壮水，益气化瘀，当予复元活血汤合佛手散加减施治。拟基础方如下：柴胡9g、花粉12g、红花10g、岷当归15g、川芎10g、黄芪20~30g、枸杞子12g、穿山甲9g、水蛭（研末冲服）9g、附片（先煎）9g、罂粟壳15g、甘草5g。水煎服，每日一剂。前后按证情变化加减有：茺蔚子、草决明、肉桂、丹参、覆盆子、白芷、葛根、香附、生地、知母等。服药至第14剂时，尿次数减少，尿量亦减。至第18剂时，尿次减至每24小时7~8次，尿量在3000ml上下，头痛大减。服药至35剂时，24小时尿量减

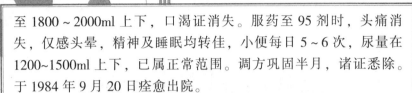

至1800～2000ml上下，口渴证消失。服药至95剂时，头痛消失，仅感头晕，精神及睡眠均转佳，小便每日5～6次，尿量在1200~1500ml上下，已属正常范围。调方巩固半月，诸证悉除。于1984年9月20日痊愈出院。

【按】　脑外伤性尿崩症，病属少见，病久痼顽者，治疗棘手。本病应属中医消渴，头痛，肾虚范畴。本例辨证为：肾气不固，血行瘀阻。故用复元活血汤合佛手散加减施治。用复元活血汤以复元气，祛瘀血，用佛手散（岷当归、川芎）以化内脏诸瘀。重用佛手散，乃取药材得陇右天时地利之宜，品格优良之性。其余随证加减而使元气复，瘀血去，脏腑宁，阴阳谐和，三焦通畅，则诸证悉除而获佳效。

顽固性呃逆呕吐3例

【案1】 纪××，男，41岁，1975年6月5日来诊。患者自云半年来频繁呃逆，呕吐酸腐，西医诊断为"胃痉挛"。经服中西药多种治疗未获疗效，体力逐渐衰弱。查体未见异常，脉细，苔黄。始用丁香柿蒂汤加味煎服，3剂。6月9日复诊，呃逆、呕吐未见好转，且腹内作鸣，脉、舌、证同前，改用启膈散加减。处方：沙参、党参、郁金、贝母、枳壳各9g，荷叶蒂二个，茯苓3g，高粱糠末（发酵后焙干）（冲）30g。水煎服，每日1剂。共服4剂，6月14日复诊，云呃逆、呕吐明显减轻，腹鸣已止，食欲增进。脉细数，苔黄。上方加黄芩6g，再进3剂，呃逆、吐腐症状消失。

【案2】 陈××，女，24岁，1975年春就诊。自诉呃逆频繁，每食必吐已有3个月，以致气短无力，身体消瘦。查体除消瘦体弱外，未见其他异常。X线检查诊为"胃痉挛"。脉细，舌质暗、苔白。方用启膈散加减。处方：丹参15g，沙参12g，党参、茯苓、郁金、贝母、枳壳、红花、片姜黄、神曲各9g，荷叶蒂2个，高粱糠末（冲）30g。服上药2剂后，呃逆、呕吐顿止。再服2剂以巩固疗效。

【案3】 刘××，女，29岁，1979年10月12日来诊。患者自诉于1976年因生气后呃逆不止，饭后加重，每日数十次不等。经多种中西药治疗，未获疗效。1978年8月患传染性肝炎后，呃逆症状更趋加重，遂住某医院治疗50多天，除肝炎病症

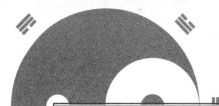

有所好转以外，呃逆不止，未显疗效。脉沉弦，舌苔淡黄。证属肝郁气滞，治宜疏肝解郁，遂予逍遥散加减。服药十八剂，未见明显疗效。11月9日又来复诊，症同前，脉沉弦，舌苔黄，改用启膈散加减。处方：沙参12g，丹参15g，党参、连翘、茯苓、郁金、贝母、枳壳各9g，木香5g，高粱糠末（冲）30g，六剂煎服。11月16日复诊，面色好转，食欲增进，呃逆减至饭后6~7次，上方加半夏9g，继服六剂后复诊，呃逆已止。

【按】　呃逆呕吐证，在门诊颇为常见，轻者，每多不治而愈，重者，常缠绵数月、数年不止，治疗亦甚棘手。初时我治此证，多用橘皮汤、橘皮竹茹汤、丁香散、旋复代赭汤、逍遥散等方加减，但疗效尚不满意。后读清代程国彭所著《医学心悟》中对噎膈的论述后，启发良多，其谓："噎膈者，燥证也，宜润"，"虚者，加人参；若兼血结，加桃仁、红花，或另以生韭汁饮之，若兼痰结，加广橘红；若兼食积，加萝卜子、麦芽、山楂"。我细揣此证与呃逆呕吐颇有类似，故加减投予治之而获效。因呃逆呕吐经久不愈者，我诊之常常有气阴不足之证，有的还兼气滞、痰阻、食积、血瘀诸证，而启膈散中，沙参滋阴润燥，贝母化痰开结，茯苓补脾和中，郁金、砂仁开瘀利气，荷叶蒂宣畅胃气，加党参补益脾气，加枳壳、木香行气消滞，加红花、片姜黄消积祛瘀，加连翘、黄连消食积化热，半夏、生姜和胃止呕，重用发酵之高粱糠末冲服系用其消食化滞之功，各药合用，而获良效。

结节性红斑2例

【案1】　傅某，女，38岁。1978年5月6日初诊。两个月前因全身关节疼痛，游走不定，双腿出现数目较多的红斑而住院。住院期间，经中西药治疗，关节红肿消退，结节性红斑经久不愈，邀我诊治。检查：双下肢有较多的结节，其色暗红，高于皮面，如杏核或粟子大小不等，压之疼痛。脉弦滑，苔黄。诊断：结节性红斑。处方：苍术9g，黄柏9g，牛膝9g，红花9g，桑枝15g，海桐皮9g，海风藤9g，当归9g，川芎5g，三棱5g，莪术5g，甘草5g。连服上方10剂，结节变软，颜色转暗，有色素沉着。守上方加乳香、没药各9g，又服10余剂，结节完全消失。

【案2】　林某，女，36岁。1978年9月7日初诊。曾患风湿病。1979年6月关节疼痛又发作，下肢出现红斑，曾用过阿司匹林、激素等药物治疗，红斑经久不退。检查：双下肢有10多个直径为1~4cm大小的红斑，双上肢也有少数散在性红斑，颜色暗红，高出皮面，压之疼痛。脉弦数、苔黄腻。诊断：结节性红斑。处方：苍术9g，黄柏9g，牛膝12g，当归9g，川芎5g，连翘12g，羌活9g，独活9g，木瓜15g，桑枝15g，水蛭（研末冲服）3g，莪术6g，三棱6g，丹参15g，甘草5g。服5剂后，结节略变软，继守上方略施加减，再服7剂，已见结节大部消退，复以上方为基础，随证加减。服药10余剂后，结节全部消退，病告痊愈。

【按】　结节性红斑，中医辨证属湿热下注，治疗上常用二妙散、三妙散之类方剂清化湿热。我在临床上单用此类方剂治疗，效果常不满意。细观此证，结节红暗，稽久不散，必有瘀血凝滞，不用化瘀破血药物，殊难消除。故我在清热燥湿剂中，加用三棱、莪术、乳香、没药、红花、桃仁、水蛭等活血破血药物，又合当归、丹参等补血化瘀之品相助，使邪去而正不伤。其中水蛭一味，具有抗凝及活血化瘀作用，对于各种类型之瘀血不散，于处方中加以用之，可以收到良好的效果。

深静脉血栓形成2例

【案1】 王×，男，55岁。1987年5月10日诊。四个月前因骨折卧床休息，10日后左腿肿胀粗大，行路困难，左腹股沟部有一疙瘩，某医院诊为"左股静脉血栓形成"，经中西医药治疗未效，刻诊：舌淡暗苔白，脉弦细。检查：左下肢呈高度可凹性水肿，双股动脉、足背动脉搏动正常。左腹股沟部有 $3 \times 5 \times 3cm^3$ 之条状肿块，质地硬，有压痛。西医诊断：深静脉血栓形成（左髂股静脉）。证属气血亏虚，血脉瘀阻之水肿。治宜益气养血，化瘀通脉，通阳利水。方用佛手散加味：岷当归 60~100g，川芎、茯苓、羌活、赤白芍各 20g，黄芪 45g，三棱、莪术、甘草各 9g。以此为基础方，随证加减苍术、桂枝、蜈蚣（研末冲服）、牡蛎（先煎）等。服药 15 剂后，水肿减轻，下肢较前"轻松"。服药 30 剂时，条索状物变软，水肿大减。服药 45 剂时，条索状物变小，左腿有力，水肿基本消失。服药 60 剂时条索状物消失，水肿消退，肌力恢复，痊愈。

【案2】 成×，男，47岁。1988年1月21日诊。半年来左下肢可凹性水肿，时有发红现象。每日下午或行路多时水肿加重。伴疼痛重胀，肢体麻木，中西医药治疗，均未奏效。舌红暗，苔黄腻，脉弦细。检查：除左下肢可凹性水肿外，余无异常。双足背动脉搏动正常。西医诊断：深静脉血栓形成。证属水肿：气血亏虚，血痰同病，瘀久化热，痹阻脉络。治宜益气养血，血痰同治，散结通络。方用佛手散加味：岷当归 60～100g，

医案部分

201

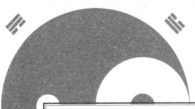

川芎、茯苓、羌活、赤白芍各 20g，黄芪 45g，三棱、莪术各 9g，蒲公英 30g，胆南星 12g，甘草 5g。以上为基础方，随证加减：黄柏、贝母、益母草、土元、路路通等，共服药 20 剂，水肿尽消，诸症悉除，病愈。

【按】　该两例深静脉血栓形成，经诸医治疗，缠绵日久不愈。余在古方"佛手散"基础上，重用甘肃名贵药材岷当归，辅加养血和血，化瘀通络之品，再视其辨证特点，或温通，或清化，按证调之，如此气血和平，瘀结消散，经脉通畅，痼疾痊愈。

深静脉血栓形成治验

【案1】 朱某，男，44岁，干部，患者1988年12月初，因"胆囊炎"收住某矿区医院，予静点红霉素治疗（该患者青霉素过敏）。10天后误输青霉素（输液部位左足），出现心慌、气短、大汗出诸症，经抢救上症消失，但发生双下肢胀痛，逐渐加重，行走后尤甚，左下肢有红、肿、热表现。兰州某军区医院确诊为：下肢深静脉血栓形成（左）。在兰两家西医院治疗无效，于1989年7月12日就诊时，患者双下肢胀痛，以左侧为甚，行走后加重，休息后减轻，肢体有红、肿、热之见症，舌红苔黄，脉弦数。检查：双下肢皮色变深，皮温升高，浅静脉曲张，以左侧为重，双足背动脉可及。证属脉痹，气虚血瘀型。治宜益气活血，通脉行痹，予佛手通脉汤：当归60g，川芎20g，黄芪30g，赤白芍各15g，羌活15g，水蛭（研末冲服）12g，牛膝15g，益母草30g，公英15g，甘草5g。水煎分2次服，一日1剂。服药7剂，当归量调至90g，后调至100g。服上方后疼痛减轻，守方共进100余剂，双下肢红、肿、热、痛诸症尽去。半年后随诊未复发，病愈。

【案2】 田某，女，26岁，干部。3个月前无明显诱因出现右下肢肿胀乏力，在兰两家医院治疗未获效。诊断：深静脉血栓形成（右下肢）。1990年10月12日就诊时右下肢肿胀乏力，发凉，时疼痛，舌淡红苔薄白，脉沉细。检查：右下肢肿胀，下肿髌骨上10cm处周径：左40.5cm，右45.5cm，髌骨下15cm处

周经：左 33cm，右 37cm，右足踝处凹性水肿，双足背动脉可及。该患者肢体肿胀明显，上方加茯苓 15g，余药同前。服药 40剂，病愈。

【按】　深静脉血栓形成属周围血管病的一种，其血栓形成可累及任何部位的深静脉，而以下肢受累多见。中医多以痹证论治。根据中医理论，经脉以通为顺，瘀血阻络，不通则痛；久病必虚；瘀久化热的原则。我科自制佛手通脉汤，其特点重用甘肃特产岷当归，用量一般均超过中国药典规定的 2~5 倍，甚至 8倍，以益气活血祛瘀，佐以黄芪等补气之品，公英清热解毒，常获效。本篇 2 例，采用此法，随证加减：肿甚加猪、茯苓等以利湿消肿，发凉甚加桂枝温通经脉，均获良效。

异食癖1例

刘某，男，9岁，小学生，1984年12月8日其母携其来诊，云自两岁时，睡眠时咬牙，并嗜食泥土，而现惭色，吞服时津津有味，劝阻则令其烦躁不安，哭闹不止，年龄渐长，异食习惯虽经中西药及驱虫等治疗，立末奏效，常云："土可香了"。在学校中常寻机独处一隅，吞食泥土，偶被发现则慌忙拭去口角土痕，面现惭色，吞食土量每次可达100~150g之多。学习成绩中等，未见其他精神异常。舌淡胖嫩，苔白，脉细。身体及精神状况检查均未见异常。

中医辨证论治（按当时门诊病历记录）：天有五行，人有五脏，天人谐应，气血和平，是子脾胃素虚，舌淡嫩，脉细，皆其证也。嗜食泥土者，此乃欲以天地之土气，益自身之中气，损者自补也。世医常从虫治，余意有虫治虫，无虫不必寻虫治，本例无虫，不必谓虫也，直宜补益脾气，六神汤加减主之：黄芪20g、扁豆12g、党参10g、茯苓10g、白术9g、山药12g、焦三仙各9g、甘草5g、伏龙肝15g。水煎分两次服，每日1剂，共6剂。于1984年12月15日复诊，云证已见好，睡眠中咬牙减轻，嗜食土量减少。略施调整，再五剂，于1984年12月20日来诊，自云："不想吃土了"，"土不香了"。再调方服药，半月后其母传言，食土证已痊愈。

【按】　异食癖西医认为病因尚无定论，一般认为是一种精神心理状态变异或认为是一种缺乏某些元素（如铁、锌等）的疾

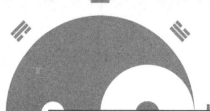

病。中医多认为属"虫病"，"疳积"等。本例患者亦未发现精神状态异常，亦无寄生虫病证据。中医辨证属脾虚异食，故用《奇效良方》中之六神散方加减治疗，有是证，用是方，仅服药20余剂，多年痼疾，药到而除，可见中医审证求因，辨证用药之妙。

脑脊液鼻漏治验

成某，男，62岁。于1988年2月24日入院。鼻流清水1.5年。20～40ml/d，饮水、弯腰、用力、颈前屈时流量增加，无臭味。时伴鼻衄头晕，前额部头痛，气短自汗，四肢困乏，夜尿频繁（重时每20min 1次），诊为"脑脊液漏"。经多次多处治疗无效。拟行手术，患者不接受，故来我院。刻下：右鼻孔时有清或微混浊液体流出，颈无抵抗；查眼底：动脉反光强。舌淡黯苔白，脉弦。化验：血尿便常规除白细胞略增高外，血糖、肝功、肾功、血沉、血脂各项检查均正常。结核菌素试验阴性。鼻漏液检查：无色、微混、有凝块、白细胞560/μl，分类：分叶核0.94，单核0.06，氯化物122mg/dl，葡萄糖68.6mg/dl，蛋白质100mg/dl。X光摄片：入院时蝶鞍像显示：鞍底影像模糊，蝶窦影像模糊有阴影。治疗后于1988年4月25日复查蝶鞍示：大小形态正常。脑CT检查：入院时CT示右侧蝶窦部高密度模糊不清阴影，1988年7月6日治疗后复查结果：右侧蝶窦高密度阴影已吸收。示蝶窦内黏膜囊肿。诊断：脑脊液鼻漏。证属气血不足，髓海空虚，气虚血瘀，气机失调，固摄失司。治宜益气养血，理气化瘀，复元固摄。方用自制佛手补髓汤加减：岷当归60g、川芎20g、黄芪45g、赤芍、升麻各15g、水蛭（研末冲服）9g、白术10g、补骨脂12g、首乌10g、甘草5g。水煎分2次服，每日1剂。服5剂后，头痛减轻，但鼻漏液混浊，舌苔淡黄，加用板蓝根、银花、连翘各15g，黄连9g，以清湿热，当归加量至

100g，以助养血化瘀之力。再5剂鼻漏液流量减少，液质变清，以后随证加减黄精、枸杞子、龟板胶、苍术、五味子、胆南星等。服40剂时鼻漏液已停止外流，头痛症亦随之消失。观察10个月，未见复发。

【按】 脑脊液漏（鼻漏）系西医病名，常见病因为颅底骨折，由颅底骨折所致之鼻漏，在骨折愈合后即可痊愈，并不难治。本例经CT检查为："蝶鞍囊肿"。用佛手补髓汤，仅10剂则生效，月余即愈，本证属"鼻衄"、"鼻渊"范畴，此案实属罕见，应归之于疑难怪病。因病家年高体衰，气血不足，髓海空虚而现气短头晕，全身无力诸证。气虚则帅血不力，气不行则血瘀，舌淡黯头痛痛处不移，均为瘀血症也，中气不足，不摄于下，固摄无权，则便意频频；中气虚弱，不奉于上，则肺气不摄，而清涕长流矣。用此汤，气血肝肾得补，久滞之瘀得化，肺气充沛而固摄有权，枢机畅和而脏腑藏泄有制，痼疾因愈。

脑外伤性癫痫治验

柏某，男，37岁。1986年9月15日因头部被砖块、木凳击伤，当即不省人事，急送某院，拍头颅正侧位片示：颅骨凹陷性骨折。经治于次日神志渐清。但头痛如裂，时或呕吐，头昏闷重，行走不稳。1987年2月又见双上肢震颤不已，曾多方医治未效。1988年6月18日入我科住院治疗。患者头部窜痛，头昏耳鸣，肢颤不已，肢体麻木，双下肢痿软无力，乏力纳差，大便稀薄，小便如常，舌红，苔薄黄，脉细。体查：前额部可见约2cm×2cm大小包块，头顶正中可触及0.3cm×4cm大小的颅骨凹陷，有触痛，心肺肝脾肾无异常，双膝腱反射正常，右巴氏征(+)，计算力差。间歇期脑电图示：右额中央及左顶枕导联较持续出现60～250μV、5～6c/s正弦θ形活动，且有单个或成对出现160～220μV尖，棘波放电，以头后部为著，波幅左右两侧不对称，提示高度异常脑电图。头颅CT示：脑沟增宽。中医诊断：①痫症；②头痛；③颤证。证属肝肾阴虚、瘀血阻络。西医诊断：脑外伤后综合征：①脑外伤性癫痫；②脑外伤后震颤。辨证论治：颅脑外伤而致瘀血留滞，瘀阻于上，则气血运行不畅，髓海失养，故头痛头昏；久病及肾，肝肾阴亏，虚风扰动，则头痛；肝风挟痰，蒙蔽心窍，流窜经脉，则痫证作矣。治宜补气血，益肝肾，化瘀滞，熄肝风。方用佛手补髓汤加减：当归60g、川芎20g、黄芪15g、赤白芍各15g、水蛭（研末冲服）10g、龟板胶（烊化）10g、女贞子12g、旱莲草12g、钩藤

（后下）15g、僵蚕 10g、丹皮 9g、黄精 12g、枸杞子 12g、甘草 3g。随症加减益母草、蜈蚣、龙骨、牡蛎、珍珠母、白芷等。一日 1 剂，水煎服。治前痫证数日 1 发，治疗月余，每月二三发，效不更方，再治 1 月，证一二月 1 发。遂更以补脑膏缓图之，每日 2 块烊化分服。从 1988 年 10 月未再发作。脑电图检查正常。

脑外伤性失语1例

李某，男，5 岁。于 1985 年 11 月 6 日其父携其来诊。患童于 1985 年 10 月 22 日玩耍时因塌方被压于土下，神志昏迷，经救治 3 小时神志渐清。但不能言语已半月，且活动困难，遂来求治。其父谓：患童虽不语但明语意，饮食差，走路不稳。检查：共济失调，步态蹒跚；舌淡暗、苔白，脉涩。中医辨证：外伤瘀血，蒙闭清窍。治宜养血和血，化瘀开窍。方用通窍活血汤加减：生葱（带须）3 寸，生姜、白芷、菖蒲、川芎、甘草各 3g，麝香（冲服）0.05g，大枣 5 枚，赤芍、红花、桃仁各 5g。每日煎服 1 剂。服 4 剂后开始能讲话，但语言謇涩，行路较前好转。上方去麝香，加水蛭（研末冲服）3g，女贞子、枸杞子各 5g，5 剂。1985 年 11 月 16 日诊：言语、步态已属正常，后以调补之剂善后。

医案部分

外伤性脑鸣1例

董某，男 52 岁，工人。

患者于 1971 年 10 月因矿井顶板下塌，而致重度颅脑损伤。头面骨多处粉碎性骨折。伤后经多个医院治疗，逐渐好转，唯遗有"脑鸣"一证，自感脑内有一似电动机之粗戾噪声，干扰不止，日夜不宁，同时伴有心烦易怒，头晕无力。口苦不寐，腰痛腿软等症。舌黯红，苔黄腻，脉弦滑。

辨为气虚血瘀，髓海空虚，痰热内蕴，上扰元府，治宜益气血，补肝肾，化瘀滞，清痰热。方用自拟"佛手二陈汤"加减：岷当归 30～120g、川芎 20g、竹茹 9g、枳壳 9g、半夏 9g、茯苓 12g、陈皮 9g、天麻 9g、白芍 20g、甘草 5g。又以茺蔚子 9g、全虫 3g、补骨脂 9g、黄精 20g、枸杞子 12g、杜仲 12g 等随症加减用药至 16 剂后，于 1987 年 2 月 11 日来诊时，脑鸣已止，守前方加减治疗，越二月余，诸证均减，脑鸣消失。

顽固性腹痛治验

申某，女，57岁，工人。1988年1月19日初诊。诉自1971年以来持续性左中腹部疼痛，阵发加剧。发作时，剧烈不能忍受，大汗淋漓，呼叫不止。平时隐隐作痛，不敢直腰行走。曾经数家医院检查，应用钡餐透视、钡灌肠、乙状镜、CT及有关化验检查，均未发现异常。经中西医治疗，效果不显，遂来我院求治。眼下腹痛性质同上，部位限于左侧腹部，不放射，伴食欲不振，但二便正常。检查：神清，虚弱状，心肺正常，腹平软，肝脾未及，左侧腹部脐旁有轻度压痛，无肌紧张，无反跳痛，肾区无叩痛。舌暗红苔黄，脉弦。

中医辨证当属瘀血腹痛，治宜活血化瘀，方用佛手化瘀汤加减：岷当归30~100g，川芎12g，赤芍30g，白芍30~45g，红花、桃仁、川楝子、元胡、丹皮、五灵脂、蒲黄、枳壳、甘草各9g。随证加减。服药至11剂时，腹痛减轻，至20剂时，腹痛大减，可以直腰行走，阵发加剧消失。守方调整再服药20剂，腹痛消失而愈。1年后随访，腹痛未复发。

【按】　不明原因腹痛临床常见，病者痛苦，医家棘手，常有借助手术治疗而无所获者。本例治疗抓住两个特点，一是辨其痛处不移，是必有瘀血，首从化瘀法论治；二是用方上采用自拟的佛手化瘀汤加减，本方是在古方"佛手散"的基础上重用甘肃特产药材岷当归而成，以取其养血化瘀力专凌厉之功；赤白芍药相配用量亦超寻常，是取其缓急止痉之力。善治者，化瘀不忘理

医案部分

213

气，方中川楝子、元胡、枳壳辈，均为此而设。如此，重兵强将，方位有序，为有制之师，攻伐破立，程序井然，终使多年痼疾，霍然得愈。

顽固性下颌关节功能紊乱治验

荀某，女，24岁，工人，于1985年7月23日来诊。诉一年来咀嚼时双下颌关节疼痛，张口困难，张口时上下牙距仅2厘米，双下颌关节处有压痛，咀嚼过劳时则几乎完全不能张口，经局部封闭及中西药治疗无效。舌红暗，苔白，脉弦细。令咀嚼动作多次后，可见双侧咬肌有痉挛现象。此乃气血不足，瘀血内阻，肝血亏虚，血不养筋。终致牙关筋缩，咀嚼困难。治宜补益气血，柔肝养筋，活血化瘀，解痉止挛。选芍药甘草汤合佛手散加味：杭芍、炙甘草、岷当归各30g，川芎15g，水蛭（研末冲服）、红花、三棱、莪术、羌活、伸筋草各9g。水煎分两次服，每日1剂。五日后复诊，诸证好转，张口上下牙距可达3~4cm，咀嚼功能大见进步，舌脉同前，略调其方。杭白芍加量至45g，再五剂，咀嚼功能恢复正常。病告痊愈。

1985年9月3日又来诊，云前病复发，但较前次症状为轻，仍按前法调治，7剂而愈。一年半后因他病来院，云未再发。

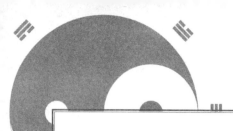

良性颅内压增高综合征1例

何某，男，12岁，1984年12月8日由其父陪伴来诊，患儿1980年因头痛、呕吐、昏迷，住某院脑外科，经各种检查（包括颅脑CT）确诊为"良性颅内压增高综合征"，通过治疗，神志恢复，头痛减轻而出院。以后则经常头痛，重则呕吐，现头痛较甚，以顶部为著，恶心呕吐，吐物为食物或涎沫，视力欠佳，畏寒泄泻，全身无力，舌淡苔白，脉沉细。神经系统检查见：双眼视乳头边缘模糊。诊为厥阴头痛。肝寒犯胃，胃浊上逆则呕，下犯则泄；厥阴寒凝，精不养目，故见昏暗；厥阴寒气，越膈上逆，循经而至巅顶则头痛，治当暖肝散寒，消瘀止痛。投吴茱萸汤合佛手散加减：吴茱萸9g、党参9g、生姜6g、大枣12枚、当归12g、川芎10g、甘草5g。水煎服，每日1剂。1984年12月15日二诊，言服药6剂后，前症已减，唯感胃脘疼痛，上方当归加至20g，并加半夏9g、茯苓9g、桂枝6g、猪苓15g、泽泻9g，5剂。1984年12月22日三诊，云头痛大减，恶心消失。上方稍事调整，继服至12月29日，头痛、恶心、呕吐诸症消失。二月后复查病未再发。

【按】　良性颅内压增高综合征，是指无器质性疾病而表现颅内压增高的一组症候群。可表现头痛，恶心呕吐，眼底水肿，视力减退，脑脊液压力增高等。本例病程已四年，经过较规律的中西药治疗，经久未愈。《伤寒论》曰："干呕，吐涎沫，头痛者，吴茱萸汤主之"。余谨遵古训，密扣病机，经用吴茱萸汤合佛手散，且重用当归，使肝寒得温，瘀血得化，则诸症悉平。

五年脑外伤后遗症验案

患者，男，48岁。1988年11月5日初诊，家属诉：患者于1983年3月骑摩托车翻车而致重伤。当即送入医院，诊断为"颅骨骨折、脑挫裂伤、颅内血肿"。进行急诊手术，清除颅内血肿，并切除右颞骨一块，术后共昏迷56天，始逐渐清醒。进行各项康复治疗共5年余，仍留有严重后遗症。刻下左侧半身不遂，不能独立行动，智力低下，情绪不稳，多汗头晕，纳减便结，阳痿不举。舌红黯苔白，脉细。身体检查：神情呆滞，有强哭强笑现象，语言謇涩不易听清，智力低下，定向力差，计算力不良，不能独立行走，家属扶持可行2m。右颞骨有 $5 \times 8cm^2$ 缺损。左鼻唇沟浅，伸舌偏左，左侧偏瘫，肌力2~3级，肌张力高，左上下肢腱反射亢进，左 Babinski 氏征（+），双掌颌反射（+）。西医诊断：脑外伤后遗症。

中医辨证治疗经过：证属偏枯，外伤瘀血，阻遏经络，肝肾不足，髓海空虚。治宜补益气血，滋养肝肾，化瘀活络。方用佛手散加味，其基础方为：岷当归60~150g、川芎15~20g、黄芪30g、赤芍15g、仙茅12g、仙灵脾12g、丹参15g、白芷9g、菖蒲15g、伸筋草12g、旱莲草15g、甘草5g。水煎服，每日一剂。曾加减应用下列药物：首乌、山萸肉、鹿角胶、杜仲、续断、桑寄生等。服药24剂时智力有进步，肌力较前增强。服药40剂时计算力转佳，一般加减法，均能正确回答，并能计算乘除法，语言较前清晰，强哭强笑现象减少。服药100剂时，诸证大为好转，神经系统检查：智力近于正常，语言较清楚，左上下肢肌力可达4级。病理反射消失。可独立行走100米以上，获显效。

【按】　脑外伤术后5年，还遗有智力低下，左侧偏瘫，不能独立行路，应属脑外伤之后遗痼疾，经3个月治疗，获显效。其治疗特点为：在古方"佛手散"的基础上，重用甘肃特产药材岷当归，其药量达150g。与其他补益气血，滋补肝肾，化瘀通络之品合用，终获良好效果。

先天性肌强直验案

陈×，女，44 岁。1988 年 1 月 9 日初诊。

少年时，偶然发生肌肉僵硬现象，慢慢自动缓解而恢复正常，不影响活动，未予注意。10 年前开始咀嚼后，牙关紧张，张口困难，亦可自动恢复。近四五年来，活动后发生四肢僵直现象，上下肢肌肉有时收缩成球块状，握拳后不能立即放松，闭眼后睁眼困难，咀嚼、张口均有障碍，影响生活及工作。曾用普鲁卡因酰胺、苯妥英钠等药物治疗，仅暂时缓解，停药即发。刻下感头晕无力、张口咀嚼困难、四肢僵硬、舌淡、苔白、脉沉细。神志清楚，心肺腹检查正常。用力闭眼后，双眼不能马上睁开。张口不能开大，咀嚼动作有困难。四肢肌力正常，无肌肉萎缩，叩击肱二头肌及腓肠肌等处，均可见"肌球"现象，运动欠灵活，尤其在运动之先更为明显。四肢腱反射略低，未引出病理反射。

西医诊断为先天性肌强直。证属痿证，气虚血瘀、肝肾失养。治宜益气化瘀、滋补肝肾。方用佛手散加味。基础方药用：岷当归 60～90g，川芎 15～30g，白芍 20～45g，黄芪 30g，何首乌 12g，仙茅 9g，仙灵脾 9g，甘草 9g。随证加减伸筋草、女贞子、枸杞子、胆南星、益母草等。服药 14 剂，肌肉僵直略好转。服药 20 剂，肌肉强直收缩大减，可随意握拳，行路较前灵便，双目可自由随意闭合，可随意张口。服药 40 剂，口、眼、四肢活动如常人。随访半年，未复发。

【按】　先天性肌强直。属遗传性疾病，也有散发病例，男多于女，以肌肉强直为症状特征，可表现在眼、口、四肢各部。本例症状颇为典型。本病西医治疗属于对症性的，仅有暂时缓解。其病位在脾、肝，肾三脏。本例先天禀赋不足，后天营养失调，而致气血亏虚、气滞血瘀，脾、肝、肾诸脏失养而不荣，以致发生四肢无力、肌肉僵直不利诸证。治宜益气血、化瘀滞，养肝肾，方用佛手散加味，在古方"佛手散"基础上重用甘肃特产药材岷当归，合仲景之芍药甘草汤加减。方中佛手散，养血和血，化瘀通滞；芍药甘草汤、养肝柔筋；黄芪益气健脾，何首乌、仙茅、仙灵脾、枸杞子、女贞子辈滋补肝肾。如此，气血充盈和畅，肝、脾、肾诸脏滋荣谐和，则诸证尽减。

手足心黄6例

门诊偶见手足心黄患者，其黄如染，世医有误为黄疸者，而实非黄疸，近年经治6例，均获痊愈，今报告如下，以资参考。

1.临床资料：6例均为女性。年龄最小者12岁，最大者45岁。病史最长者1年，最短者30天。6例中弦脉者5例，细脉者1例。舌质均红，2例舌苔黄，4例舌苔黄腻。全部病例均有气短、乏力、纳呆、脘腹胀满等证。辨证均属湿热郁结。

2.治疗方法：基础方为茵陈五苓散加白茅根方：茵陈20～30g、茯苓9g、猪苓9g、泽泻9g、白术9g、桂枝5～9g、白茅根30g。加减法：恶心加竹茹9g、半夏9g；纳呆加焦三仙各9g、山药20g；退黄慢者，加丹参12g、滑石12g。

3.治疗结果：经服7～17剂药后，6例均愈。

4.病案举例：任××，女，34岁，工人。患者于1974年5月30日来诊。自诉一年前起，原因不明地出现手足心色黄如橘，伴头晕口苦，腹胀欲呕，大便干结，小便色黄。检查：神志清楚，巩膜无黄染，手足心色黄甚深，其余内科检查未见异常。肝功化验正常。脉弦大，苔淡黄而腻。予温胆汤合茵陈蒿汤三剂，证未减。6月2日复诊时，诉肠鸣便溏，手足心黄如故，遂更方如下：茵陈24g、茯苓9g、猪苓9g、泽泻9g、白术9g、桂枝9g、白茅根30g、竹茹9g、半夏9g、防己9g、甘草5g。上方3剂，6月4日复诊，手足心黄稍减，以后随证加减，于6月12日复查时，手足心黄完全消退，皮肤色泽如常人，头晕、恶心、便溏诸症悉除。

【按】　本症为叶红素皮病，大都因食用过量的含叶红素食物引起，如橘子、胡萝卜、蛋黄等。轻微者仅鼻唇皱襞及掌、蹠等处呈橘黄色；重者，除巩膜外，全身均可呈橘黄色。与黄疸鉴别，有以下几点：①有食用过量含叶红素食物史；②皮肤虽黄不痒；③巩膜无黄染；④血内有过多的叶红素，而胆红素含量不增高；⑤尿化验胆红素阴性。本组 6 例均无食用过量含叶红素食物史，不能用食物因素解释，考虑为代谢紊乱所致。中医分析：6 例均属气血亏虚素质之女性，平时多有气短、胃纳不佳、脘腹胀满、便溏、疲乏无力等症。手足心黄发生之病机，考虑为脾虚血亏，饮食不节，湿热蕴郁，交蒸于四末，终致手足心黄。治疗应用茵陈五苓散加白茅根方清热利湿。其中，茵陈用量宜大以清化湿热，桂枝用量宜小仅取其通阳。白茅根一味，我多年用为治疗黄疸，取效颇捷，今重用其治疗手足心黄，其效亦显。如经 3~5 剂药治疗后，退黄尚不满意者，则加丹参以化瘀消滞，加滑石以助清利湿热之功。

中风后颤震治验

邵某，男，67岁。1982年7月29日初诊。家属诉：患者于1982年2月10日突发右半身不遂，某院诊为"脑血栓形成"，经中西药治疗，于病后一个月发现口部呈咀嚼样动作，不能自制，频率在每分钟约20次上下。同时伴手颤，动作不灵活。虽经中西药物治疗症状未减，遂来求治。主要头晕胸闷，无力口苦，右半身不遂，舌红暗，苔黄，脉弦。检查：神清，面目呆滞，眼底呈动脉硬化表现，右颊肌力弱口角偏左，口部呈有节律性咀嚼动作，右则偏瘫，肌力3度，右上肢肌张力呈齿轮状增高，手呈搓丸状抖颤，右上下肢腱反射亢进，右巴氏征（+），右掌颌反射（+），西医诊断：①脑血栓形成。②帕金森氏综合征。

中医辨证治疗：证为中风、颤震。属年迈本衰，风痰瘀血，痹阻脉络。治宜补血祛瘀，熄风通络。方用自制佛手二陈汤加减：岷当归30～60g，川芎12g，半夏、茯苓、陈皮、水蛭（研末冲服）、僵蚕各9g，甘草5g。水煎分2次服，每日1剂。随证加减下列药物：菊花、钩藤、生龙牡、茺蔚子、白芍、胆南星等。服药10剂后来诊，咀嚼动作减少，守法调方继服，于服药20剂时，咀嚼动作大减，服药30剂时，患者右半身肌力增至4度强，步态近于正常，右上肢肌张力近于正常，咀嚼动作消失，临床治愈。

【按】 脑卒中之脑损害，波及纹状体、黑质者，属常见病理变化。引起帕金森氏综合征者，亦屡见不鲜，唯引起规律性咀嚼不止者并不多见，病家年迈本衰，精血衰耗，血痰同病、痹阻脉络，终发偏枯，是为中风。颤震、咀嚼不止者，亦风证也。治从补气血，益肝肾，血痰同治法着手，应用自制佛手二陈汤，加减诸品作为辅佐。本方是在古方"佛手散"（当归、川芎）基础上加减而成。重用岷当归，取其养血化瘀品质优良之性；二陈化痰通络，其中白芍用量有时可达 60g，与甘草合用即仲景之芍药甘草汤，取酸甘化阴养筋缓急之力以助之，如此血痰瘀阻得化，筋肉痉挛因缓，诸证悉除。

重度脑外伤性四肢瘫验案

　　齐某，男，20岁，工人。1988年1月18日初诊。家属代诉：患者于2个月前某日骑自行车与拖拉机相撞而致脑外伤，昏迷不醒，住院治疗，诊为颅骨骨折，脑挫裂伤。急性期后仍遗有失语，四肢瘫痪，大便失禁，小便潴留，需保留尿管。之后又转至某省级医院脑外科治疗月余，亦未见好转，遂来我院就诊。检查：表情呆滞，失语，四肢近完全性瘫痪，右上下肢肌力0级，右上肢呈屈曲挛缩。左上下肢肌力1级。四肢腱反射亢进，双Babinski氏征（+），双踝阵挛（+），掌颌反射（+）。尿潴留，保留导尿管。舌淡苔白，脉细。

　　西医诊断：闭合性颅脑损伤：脑挫裂伤，颅骨骨折（伴失语，四肢瘫）。

　　中医诊断：痿证。证属气血双虚，肝肾亏损，气滞血瘀，治宜益气养血，补益肝肾，活血化瘀。方用自制佛手补髓汤加减：岷当归60g，川芎、赤芍各15g，黄芪30g，补骨脂12g，黄精20g，枸杞子12g，水蛭（研末冲服）、仙茅各9g，甘草5g，麝香（冲服）0.1g。水煎分2次服，每日1剂，6剂后停麝香。曾加减应用下列药物：伸筋草、益母草、白芍、白芷、菖蒲、首乌、杜仲、龟板胶等。当归最大用量为每日120g。服上方10剂后，开始能讲简单词句，右上下肢略能动，肌力达1级弱。于服药至25剂时，病情更为好转，能讲一般语言，语音顿挫。右上肢肌力达2级，余三肢肌力增至3级，扶之能立，开始能迈步。于服

药 40 剂时，语言已较清晰，自己能翻身，扶之可行 200m。于服药 60 剂时，语言清楚，四肢肌力已达 4 级，基本恢复。

【按】 身受重创，脏腑振动，耗伤气血，气滞血瘀，百脉不布，五脏失奉，肾精不足，精不养髓，髓海空虚，清窍蒙蔽而致神昏不语；肝不养筋，肾不荣骨，瘀血阻滞，经络受阻则四肢痿躄不用矣。治疗守补益气血肝肾，化瘀开窍之法，应用自制之佛手补髓汤加减。本方是在古方佛手散的基础上，重用岷当归，再加益气养血，补肾填髓，化瘀开窍之品而成。

重症多发性大动脉炎临床治愈案

孙某，男，21岁，住院号48611。

缘于1973年冬季某日不慎落水着凉，数日后左脚出现麻木、隐痛，以趾端为著，半月后疼痛加剧，并出现2～4趾皮肤青紫，被诊断为"血栓闭塞性脉管炎"，经治未效。1979年6月发现双足背动脉、双桡动脉搏动消失，以后病情呈缓慢进展恶化。1981年始出现头晕，伴恶心、呕吐等。1983年4月以来出现发作性心前区疼痛。1984年7月经住院检查诊断为"多发性大动脉炎"。近因发热恶寒，纳差乏力，发作性胸痛，心悸气短，双下肢水肿等症，于1987年10月9日入院治疗。

诊见：神清，面色萎黄，体温38℃，脉率78次/min，呼吸23次/min，舌质红，苔淡黄。脉象：双人迎脉绝，双趺阳脉绝。血压：双肱动脉血压：收缩压在90mmHg可见1~2次微弱响声，双舒张压均未能听到。双侧股动脉血压：右股动脉血压在110mmHg可听见1~2次响声，左股动脉收缩压及双侧股动脉舒张压均未测出。左小腿下1/3及右足部皮肤色紫，并可见深紫色紫斑。双下肢有可凹性水肿，双手足冰冷。经血管检查、心电图、B超及实验室检查等，西医诊断：①多发性大动脉炎（多脏器损害，无脉症）；②继发性心绞痛、心脏扩大、心力衰竭Ⅲ度（伴腹水）；③继发性慢性肾功能不全；④继发性肝功能损害。中医诊断：脉痹（气虚血瘀）。治疗：除心衰严重期给予输液、小剂量西地兰注射外，均用中药治疗。基本方：岷当归60～120g、

医案部分

川芎 9～15g、黄芪 30g、赤芍 12g、三棱 9g、莪术 9g、羌活 9g、甘草 5g。水煎服，每日 1 剂。加减：茯苓、白茅根、白芍、苍术、黄柏、金银花、连翘等随证加减。服药 18 剂时，双寸口可触及微弱搏动，双上肢肱动脉血压变得清楚，右 96/80mmHg。左股动脉血压 120/100mmHg，右股动脉血压仍未测出。服药至 70 剂时心绞痛、心衰等症状均已消失，体力增进，活动正常。诸脉可及（人迎、寸口、趺阳），四肢血压（肱、股动脉）均能清楚测出并在正常范围内，肝肾心功能恢复正常，临床痊愈出院，随访 2 年，未见复发。

【按】 大动脉炎，病因尚不清楚，30 岁以下多发。主要症状为大动脉阻塞呈"无脉症"，并影响所及脏器出现缺血症状。西药激素、溶栓、血管扩张剂及手术等治疗，疗效不显。中医辨证属"脉痹"、"厥证"、"瘀血"等范畴。该患 7 岁时落水，受凉发病，寒湿之邪犯体，戕贼元气，气滞血瘀，阻遏脉络，脉道不畅，精气不奉，脏腑不荣，则诸症作矣。拟益气养血、活血化瘀、祛风除湿之法，投佛手通脉汤加减而治愈。